essentials

Essentials liefern aktuelles Wissen in konzentrierter Form. Die Essenz dessen, worauf es als „State-of-the-Art" in der gegenwärtigen Fachdiskussion oder in der Praxis ankommt. *Essentials* informieren schnell, unkompliziert und verständlich

- als Einführung in ein aktuelles Thema aus Ihrem Fachgebiet
- als Einstieg in ein für Sie noch unbekanntes Themenfeld
- als Einblick, um zum Thema mitreden zu können

Die Bücher in elektronischer und gedruckter Form bringen das Fachwissen von Springerautor*innen kompakt zur Darstellung. Sie sind besonders für die Nutzung als eBook auf Tablet-PCs, eBook-Readern und Smartphones geeignet. *Essentials* sind Wissensbausteine aus den Wirtschafts-, Sozial- und Geisteswissenschaften, aus Technik und Naturwissenschaften sowie aus Medizin, Psychologie und Gesundheitsberufen. Von renommierten Autor*innen aller Springer-Verlagsmarken.

Ines Olmos

Leicht verständliche Sprache in der Physio- und Ergotherapie

Springer

Ines Olmos
Berlin, Deutschland

ISSN 2197-6708 ISSN 2197-6716 (electronic)
essentials
ISBN 978-3-662-74199-3 ISBN 978-3-662-74200-6 (eBook)
https://doi.org/10.1007/978-3-662-74200-6

Die Deutsche Nationalbibliothek verzeichnet diese Publikation in der Deutschen Nationalbibliografie; detaillierte bibliografische Daten sind im Internet über https://portal.dnb.de abrufbar.

Planung/Lektorat: Kathrina Nißle
Springer ist ein Imprint der eingetragenen Gesellschaft Springer-Verlag GmbH Deutschland und ist ein Teil von Springer Nature.
Die Anschrift der Gesellschaft ist: Heidelberger Platz 3, 14197 Berlin, Germany

Was Sie in diesem *essential* finden können

- Bedeutung kommunikativer Fähigkeiten für eine personenzentrierte Versorgung
- Einblick in die Leichte Sprache und Einfache Sprache
- Sensibilisierung für leicht verständliche Sprache als Instrument zur Verbesserung von Kommunikation und Therapieerfolg sowie Stärkung der Gesundheitskompetenz von Klient*innen
- Unterstützung beim Umgang mit kommunikativen Herausforderungen im Therapiealltag
- Voraussetzungen für die niedrigschwellige Teilhabe von Klient*innen am Therapieprozess

Inhaltsverzeichnis

1 Warum leicht verständliche Sprache im therapeutischen Setting wichtig ist 1
1.1 Gesundheitskommunikation und Gesundheitskompetenz 2
1.2 Bedeutung für den Therapieerfolg 3
1.3 Personen mit besonderem Unterstützungsbedarf 5
1.4 Rechtliche und politische Rahmenbedingungen verständlicher Kommunikation 6
1.5 Fazit 8
Literatur 8

2 Was bedeutet leicht verständliche Sprache? 11
2.1 Prinzipien Leichter Sprache 14
2.2 Prinzipien Einfacher Sprache 15
2.3 Einsatzbereiche im therapeutischen Kontext 18
2.4 Fazit 22
Literatur 22

3 Herausforderungen in der Kommunikation 25
3.1 Ursachen von Verständnisschwierigkeiten 26
3.2 Kommunikative Barrieren und Grenzen leicht verständlicher Sprache 27
3.3 Fazit 35
Literatur 36

4 Praktische Tipps für die Umsetzung in die Praxis 39
4.1 Allgemeine Methoden für die Gesprächsführung in Verbindung mit leicht verständlicher Sprache 41

4.2 Ergänzende Tipps zum bewussten Umgang mit leicht verständlicher Kommunikation 44
4.3 Weitere zu berücksichtigende Aspekte – Umgang mit Menschen mit geistiger Behinderung 45
Literatur 46

Was Sie aus diesem *essential* mitnehmen können 49

Weiterführende Links 51

Über die Autorin

Ines Olmos, MPH, B.Sc. PT E-Mail: Ines-olmos@outlook.com

Gesundheitswissenschaftlerin im Bereich Prävention und Gesundheitsförderung

Nebenberuflich selbstständig im Bereich barrierefreie Gesundheitskommunikation

Clinical Director FUNfitness, Special Olympics Deutschland e. V. (Bundesweite ehrenamtliche Leitung der physiotherapeutischen Disziplin im Gesundheitsprogramm Healthy Athletes®)

Mitglied Deutsches Netzwerk Gesundheitskompetenz e. V. mit Mitwirkung in den Fachbereichen Gesundheitsberufe & barrierefreie Gesundheitskommunikation

1 Warum leicht verständliche Sprache im therapeutischen Setting wichtig ist

Leicht verständliche Kommunikation ist eine zentrale Voraussetzung für eine gerechte und personenzentrierte Versorgung. Sie spielt im therapeutischen Setting eine bedeutende Rolle. „Gesundheitskommunikation bezeichnet die Vermittlung und den Austausch von Wissen, Erfahrungen, Meinungen und Gefühlen, die sich auf Gesundheit oder Krankheit [...] richten. Die Kommunikation kann auf interpersonaler, organisationaler oder gesellschaftlicher Ebene stattfinden und direkt-persönlich oder medienvermittelt erfolgen. Gesundheitsbezogene Kommunikation schließt dabei alle Kommunikationsinhalte ein, die sich auf Gesundheit, Krankheit oder deren Determinanten beziehen; gesundheitsrelevante Kommunikation umfasst alle Formen symbolvermittelter sozialer Interaktion, die [...] das Gesundheitsverhalten [...] beeinflussen, oder durch dieses initiiert werden.“ [1, S. 13].

Gesundheitskommunikation findet im ganzen gesundheitlichen Versorgungsprozess statt, von der Gesundheitsförderung und Prävention über die Behandlung bis hin zur Rehabilitation und Pflege. Ausgehend davon, dass jede Kommunikation im Gesundheitswesen potenziell missverstanden oder gar nicht verstanden werden kann, ist eine gute zwischenmenschliche Kommunikation die Grundlage jeder erfolgreichen Therapie. In der Klient*innen -Therapeut*innen-Interaktion findet ununterbrochen eine gesundheitsrelevante Kommunikation statt. Verständigungsprobleme können insbesondere in Bereichen der Gesundheitsversorgung mit hohem sprachlichen Anteil, wie in der therapeutischen Anleitung, die Wirksamkeit der Maßnahmen beeinträchtigen [2].

Durch Zeitmangel, Fachbegriffe und komplizierte medizinische Sprache kann die Kommunikation erschwert sein. Viele Menschen verstehen medizinische Fachbegriffe nicht oder nur teilweise. Sie haben dadurch Schwierigkeiten, Anweisungen

I. Olmos, *Leicht verständliche Sprache in der Physio- und Ergotherapie*, essentials, https://doi.org/10.1007/978-3-662-74200-6_1

zu verstehen, Behandlungen nachzuvollziehen oder informierte Entscheidungen zu treffen. Klient*innen kommen oft mit vielen Fragen in die Therapie. Diese Fragen beziehen sich u. a. auf Befunde oder Arztbriefe, die nicht vollständig verstanden werden sowie zu Fragen zur Einnahme von Medikamenten und zur Navigation im Gesundheitssystem. Hinzu kommt, dass Klient*innen sich oft erst mit dem Thema Gesundheit beschäftigen, wenn die Gesundheit bereits angegriffen ist.

Die Form der Vermittlung und des Austausches in der Kommunikation hat direkten oder indirekten Einfluss auf das Gesundheitsverhalten der im Versorgungsprozess einbezogenen Menschen [1]. Unklare, schwer verständliche Informationen können die Verarbeitung erschweren und negative gesundheitliche Auswirkungen haben, wie Therapieabbrüche oder Unsicherheiten und Ängste auslösen. Klare, verständliche Informationen hingegen können Klient*innen dazu befähigen, Informationen richtig einzuordnen, ihre Gesundheit oder Krankheit zu verstehen und selbstbestimmte informierte Entscheidungen zu treffen.

1.1 Gesundheitskommunikation und Gesundheitskompetenz

Laut aktuellen Ergebnissen des dritten Health Literacy Surveys für Deutschland (HLS-GER 3) haben 55,7 % der Deutschen Bevölkerung eine geringe Gesundheitskompetenz [3]. Das bedeutet: Mehr als die Hälfte der Bevölkerung hat Probleme, Informationen zu finden, zu verstehen, zu bewerten und anzuwenden. Besonders betroffen sind Menschen mit mehreren chronischen Erkrankungen, ältere Menschen ab 65 Jahren sowie sozial benachteiligte Menschen.

Bei der Förderung der Gesundheitskompetenz von Klient*innen kommt den Therapeut*innen eine Schlüsselrolle zu [4]. Denn Therapeut*innen sind wichtige Vertrauens- und Ansprechpersonen für Klient*innen. Sie fungieren oft als „Gatekeeper" im Gesundheitssystem und leisten einen entschiedenen Beitrag im Management von Informationen zur Gesundheit und Krankheit [5]. Hierbei wird von ihnen eine hohe Transferleistung gefordert, indem sie Klient*innen komplexe Zusammenhänge im Versorgungsgeschehen erklären, sie dabei unterstützen, ihr Krankheitsmanagement selbstständig zu gestalten und ihre Motivation fördern, neue Verhaltensweisen zu erlernen bzw. alte Muster zu verlernen [4]. Eine hohe Gesundheitskompetenz steht im Zusammenhang mit einer gesundheitsförderlichen Lebensweise, weniger riskanterem Verhalten sowie eine höhere Nutzung von Vorsorgeleistungen [6].

Im Therapiealltag trägt eine gelingende Kommunikation zur Stärkung der Gesundheitskompetenz von Klient*innen bei. Voraussetzung dafür ist, dass

Therapeut*innen über die dazu nötige professionelle Gesundheitskompetenz verfügen[1] [7]. Dazu gehört gezielt geeignete Strategien der Wissens- und Informationsvermittlung anzuwenden sowie die Fähigkeit Wissen und Informationen so zu erläutern, dass es die Entscheidungs- und Handlungsfähigkeit der Klient*innen fördert. Hierbei geht es nicht darum, dass Klient*innen sich im Verstehen „mehr anstrengen" müssen. Es geht eher darum, dass Therapeut*innen die Gesundheitsversorgung für die Nutzenden so einfach und unkompliziert wie möglich gestalten. In dieser Rolle sind Therapeut*innen dazu da, Rahmenbedingungen zu schaffen. Klient*innen soll ermöglicht werden, das Gesagte aufzunehmen, in ihr Wissensrepertoire zu integrieren, kritisch zu reflektieren, auf ihre Situation zu übertragen und bei Entscheidungsfindungen nutzen zu können [7]. Therapeut*innen dienen als verlässliche Informationsquelle der Wiederherstellung, Erhaltung und Förderung der Gesundheit von Klient*innen. Leicht verständliche Sprache ist somit eine Kernkompetenz im Therapiesetting und ein zentrales Qualitätsmerkmal in der Behandlung. Gesundheitskommunikation und Gesundheitskompetenz sind eng miteinander verknüpft.

1.2 Bedeutung für den Therapieerfolg

Klient*innen treten mit bestimmten Erwartungen in eine Therapie ein. Sie wünschen sich eine gelingende zwischenmenschliche Interaktion, nachvollziehbare Behandlungsschritte und einen positiven Therapieverlauf. Dennoch entstehen in der Kommunikation zwischen Therapeut*innen und Klient*innen häufig Verständnisschwierigkeiten, die durch den bestehenden fachlichen Wissensvorsprung der Therapeut*innen zusätzlich verstärkt werden können. Für eine erfolgreiche Behandlung ist es daher von zentraler Bedeutung, dass medizinische Informationen so vermittelt werden, dass sie für Klient*innen verständlich, klar strukturiert und in alltagsnaher Sprache übersetzt sind. Ein zu komplexer Sprachstil und ein Übermaß an Fachbegriffen bergen die Gefahr, Klient*innen zu überfordern. Das Nicht-Verstehen von gesundheitsrelevanten Informationen oder Informationen zur

[1] Definition professionelle Gesundheitskompetenz:

„Professionelle Gesundheitskompetenz umfasst die Motivation, das Wissen und die Fähigkeiten, professionell relevantes Wissen und Informationen in unterschiedlicher Form finden, verstehen, beurteilen und nutzen zu können, um im Berufsalltag professionell nach dem „State of the Art" agieren, und gesundheits- und krankheitsrelevantes Wissen und ebensolche Informationen so aufbereiten, vermitteln und kommunizieren zu können, dass sie von Patientinnen/Patienten verstanden, (kritisch) beurteilt und zur Entscheidungsfindung über Gesundheitsfragen genutzt werden können." [7, S. 14].

Krankheitsbewältigung kann Auswirkungen auf verschiedenen Ebenen haben: auf der individuellen Ebene, auf der Beziehungsebene, im Gesundheitssystem sowie auf gesellschaftlicher Ebene.

Auf individueller Ebene kann unzureichende Kommunikation zu Unsicherheit und Angst führen, die Stress und Verunsicherung bei Klient*innen verstärken. Missverständnisse können dazu beitragen, dass beispielsweise Schonverhalten beibehalten werden, Behandlungspläne nicht eingehalten oder Medikamente falsch eingenommen werden. Diese Verhaltensweisen können die Patient*innensicherheit gefährden, das Risiko für Komplikationen erhöhen und längere Genesungszeiten verursachen. Mangelnde Verständlichkeit kann das Gefühl der Selbstwirksamkeit verringern. Eine Begegnung auf Augenhöhe, eine personenzentrierte Kommunikation und eine positive therapeutische Beziehung schafft Akzeptanz und Mitgestaltung im Therapieprozess [8]. Sie trägt dazu bei, die Adhärenz zu fördern.

Gute Kommunikation hilft auf Ebene der Therapeut*innen- Klient*innen -Beziehung eine vertrauensvolle Bindung aufzubauen und eine therapeutische Beziehung zu gestalten, die positive, personenorientierte Behandlungsergebnisse fördert [9]. Dazu gehört u. a., dass Therapeut*innen auf Fragen eingehen und nachvollziehbare Erklärungen geben bzw. Informationen an den Wissens-, Erfahrungs- und Gesundheitszustands der Klient*innen vermitteln [10]. Der gezielte Informationsaustausch zwischen Therapeut*innen und Klient*innen kann zu fundierteren medizinischen Entscheidungen und einem verbesserten Selbstmanagement beitragen [11].

Auf Ebene des Gesundheitssystems kann eine unzureichende Kommunikation in der therapeutischen Versorgung große Auswirkungen haben. Sie kann nicht nur die Qualität der Behandlung beeinträchtigen, sondern sie kann sich auch direkt auf die effiziente Nutzung von Zeit und Ressourcen im Praxisalltag auswirken. Missverständnisse oder fehlende Informationen können zu verlängerten Therapiezeiten oder zusätzlichen Terminen führen sowie zu Therapieabbrüchen. Weiter kann es zu unnötigen Doppeluntersuchungen kommen oder sogar zu einer erhöhten Inanspruchnahme von Notfall- und stationären Leistungen [12]. Durch die Förderung leicht verständlicher Kommunikation können Therapeut*innen Behandlungsabläufe verbessern, Therapieziele schneller erreichen und den Nutzen der eingesetzten Ressourcen deutlich steigern. Dadurch kann insgesamt die Gesundheitsversorgung entlastet werden.

Auf gesellschaftlicher Ebene ist eine klare und personenzentrierte Kommunikation in der Physio- und Ergotherapie entscheidend, um gesundheitliche Chancengleichheit zu fördern und Prävention und Gesundheitsförderung effektiv umzusetzen. Sie kann Klient*innen dazu befähigen, einen gesunden Lebensstil zu entwickeln und zu erhalten, z. B. durch regelmäßige körperliche Aktivität oder ergonomische Anpassungen im Alltag. Dabei kann nicht nur die individuelle Gesundheit gestärkt, sondern auch die Teilhabe im Alltag und an gesundheitsfördernden Angeboten verbessert werden. Fehlt diese Verständlichkeit, steigt das Risiko, dass Klient*innen notwendige Präventionsmaßnahmen nicht nutzen und ein risikoreicheres Gesundheitsverhalten annehmen. Das kann langfristig zu höheren gesundheitlichen Belastungen in der Bevölkerung führen.

Insgesamt zeigt sich, dass eine gute verständliche Kommunikation im therapeutischen Setting ein zentraler Wirkfaktor für den Behandlungserfolg ist sowie für eine qualitative und personenzentrierte Gesundheitsversorgung.

1.3 Personen mit besonderem Unterstützungsbedarf

Im Praxisalltag herrschen viele kommunikative Herausforderungen. Dazu gehören u. a. Sprachbarrieren (Fremdsprachen, unterschiedliche Sprachcodes), unterschiedliche kulturelle Hintergründe, Gesundheitszustand, vorhandenes bzw. nicht vorhandenes Gesundheitswissen, Einstellungen, Risikowahrnehmungen oder soziale Normen. Besonders deutlich zeigen sich diese Herausforderungen, wenn Menschen mit besonderem Unterstützungsbedarf im Mittelpunkt der Therapie stehen.

Unter dem Begriff „Personen mit besonderem Unterstützungsbedarf" wird eine heterogene Gruppe verstanden, die durch verschiedene Faktoren u. a. in ihrer Kommunikations- und Verständnisfähigkeit eingeschränkt ist. Dazu gehören z. B. Menschen mit geistigen Behinderungen, mit neurologischen oder psychischen Erkrankungen, mit Sinnesbeeinträchtigungen (z. B. Beeinträchtigungen beim Hören oder Sehen) sowie Personen mit begrenzten Sprachkenntnissen. Auch ältere Menschen mit mehreren chronischen Erkrankungen können dazu gehören.

Wesentlich ist dabei die Abgrenzung: Nicht jede Person mit Unterstützungsbedarf hat per se sprachliche Einschränkungen. Auch situative Faktoren, bedingt durch z. B. Stress, Schmerzen oder emotionale Belastung, können das Verständnis beeinflussen. So sind beispielsweise nicht alle Menschen mit geringen Sprachkompetenzen auf leicht verständliche Kommunikation angewiesen. Umgekehrt brauchen bei manchen Themen auch Menschen mit hohem Bildungsstatus und ohne Sprachbarrieren einen leicht verständlichen Austausch. Das Verständnis für Gesundheitsthemen hängt also auch vom Vorwissen und den Vorerfahrungen ab [13]. Der Begriff „Personen mit besonderem Unterstützungsbedarf" kann somit unterschiedliche Personengruppen umfassen. Er verweist auf unterschiedliche

Konstellationen, in denen die Anpassung der Sprache im therapeutischen Kontext an individuelle Voraussetzungen erforderlich ist.

Zwischen Klient*innen und Therapeut*innen gibt es vielfältige Verständigungs- und Verständnisprobleme. Es ist wichtig zu betonen, dass Verständnisschwierigkeiten nicht immer sichtbar sind. Eine verständliche Kommunikation erfordert die bewusste Berücksichtigung der aktuellen Situation der Klient*innen sowie der Diversität in der Bevölkerung. Dabei sollen nicht nur heterogene sprachliche und kulturelle Anforderungen mitgedacht werden, sondern auch die intersektionale Perspektive. „Intersektionalität beschreibt den Umstand, dass bei jedem Menschen Merkmale wie Geschlecht, ethnische Herkunft, Klasse, Behinderung, Religion oder sexuelle Orientierung zusammenwirken – und dass sich aus diesem Zusammenspiel mehrfache Privilegierung oder Diskriminierung ergeben kann." [14]. Das bedeutet, dass die unterschiedlichen Lebensrealitäten und Benachteiligungen stets in ihrer Wechselwirkung beachtet werden sollten.

1.4 Rechtliche und politische Rahmenbedingungen verständlicher Kommunikation

Das Recht auf verständliche Gesundheitsinformationen, insbesondere für unterstützungsbedürftige Menschen, ist sowohl in nationalen als auch in internationalen Vereinbarungen festgehalten. Ziel ist, die Teilhabe und Selbstbestimmung aller Menschen über ihre Gesundheit zu stärken. Der politische und rechtliche Rahmen dafür ergibt sich u. a aus verschiedenen Gesetzen, Richtlinien und Empfehlungen.

UN-Behindertenrechtskonvention

In Deutschland ist seit 2009 die UN-Behindertenrechtskonvention rechtsverbindlich. Sie formuliert ein umfassendes Recht auf barrierefreie Gesundheitsversorgung. Artikel 25 verpflichtet Vertragsstaaten, Menschen mit Behinderungen den gleichen Zugang zu Gesundheitsleistungen zu gewähren, einschließlich notwendiger Kommunikationshilfen. Artikel 21 betont zudem den Anspruch auf Zugang zu Informationen in verständlicher und geeigneter Form, etwa durch Leichte Sprache, Gebärdensprache oder unterstützte Kommunikation.

Barrierefreiheitsstärkungsgesetz

Das Barrierefreiheitsstärkungsgesetz schafft verbindliche Vorgaben zur Barrierefreiheit von Produkten und Dienstleistungen und fördert somit „die gleichberechtigte und diskriminierungsfreie Teilhabe von Menschen mit Behinderungen, Einschränkungen und älteren Menschen" [15]. Alle sollen einen gleichberechtigten

Zugang zu Informationen, Angeboten und Technologien ermöglicht werden. Unternehmen werden dadurch verpflichtet, ihre digitalen Angebote verständlich, nutzbar und barrierearm zu gestalten. In der Gesundheitsversorgung betrifft das u. a. Praxiswebsites, Gesundheitsapps oder Online-Terminbuchungssysteme.

Patientenrechte auf verständliche Informationen

Mit dem Patientenrechtegesetz werden zentrale Kommunikationspflichten gesetzlich verankert. Es schreibt eine verständliche Aufklärung vor und regelt den Anspruch der Patient*innen auf nachvollziehbare Informationen. Nach § 630c Abs. 2 BGB müssen Ärzt*innen Patient*innen verständlich, rechtzeitig und vollständig über Diagnosen, Therapien, Risiken und Alternativen informieren. Damit ist eine verständliche Aufklärung Voraussetzung für eine wirksame Einwilligung.

Allianz für Gesundheitskompetenz

Neben gesetzlichen Vorgaben setzt auch die 2017 gegründete Allianz für Gesundheitskompetenz einen Schwerpunkt auf verständliche Kommunikation. In der gemeinsamen Absichtserklärung betonen das Bundesministerium für Gesundheit und zahlreiche Partnerinstitutionen aus dem Gesundheitswesen, dass Kommunikation als zentrales Element in allen Versorgungsprozessen gestärkt werden muss. Ziel ist es, medizinische Informationen adressatengerecht aufzubereiten und geeignete Rahmenbedingungen in allen Gesundheitseinrichtungen zu schaffen [16].

Nationaler Aktionsplan Gesundheitskompetenz

Der 2018 veröffentlichte Nationale Aktionsplan Gesundheitskompetenz umfasst 15 konkrete Empfehlungen zur Stärkung der Gesundheitskompetenz in Deutschland. Die Empfehlung #8 betont die Bedeutung einer verständlichen und wirksamen Kommunikation zwischen Gesundheitsprofessionen und Nutzenden des Gesundheitssystems [17]. Ziel ist es, Sprachbarrieren und Verständigungsschwierigkeiten abzubauen. Damit soll sichergestellt werden, dass gesundheitliche Informationen für alle Menschen zugänglich und nachvollziehbar sind. Dazu gehört auch die Entwicklung und Verankerung für Standards für klare und barrierefreie Kommunikation und Vermittlungskompetenz in der Qualifizierung der Gesundheitsberufe.

1.5 Fazit

Der Bedarf an verständlicher Kommunikation im therapeutischen Setting ist groß und betrifft eine breite Personengruppe. Eine leicht verständliche Sprache stellt eine wesentliche Unterstützung dar, um Gesundheits- und Krankheitsinformationen besser nachvollziehen zu können. Sie stärkt die Gesundheitskompetenz von Klient*innen und hat damit einen direkten Einfluss auf ihr Gesundheitsverhalten. Verständliche Kommunikation ist zudem eine grundlegende Voraussetzung für nachhaltige und qualitativ hochwertige Behandlungsergebnisse. Sie trägt wesentlich dazu bei, dass Klient*innen Therapieempfehlungen annehmen, verstehen und erfolgreich umsetzen können. Darüber hinaus entstehen durch eine klare und leicht verständliche Ausdrucksweise keine zusätzlichen Kosten. Sie kann vielmehr zu einer Entlastung des Gesundheitssystems beitragen und einen Beitrag zu einer gesunden Gesellschaft führen. Auch leistet verständliche Kommunikation einen wichtigen Beitrag zur gesundheitlichen Chancengleichheit, zur Selbstbestimmung sowie zur Teilhabe und Inklusion von Menschen in Fragen ihrer eigenen Gesundheit.

Literatur

1. Baumann E, Hurrelmann K (2014). Gesundheitskommunikation: Eine Einführung. In: Hurrelmann, K., Baumann, E. (Hrsg.). Handbuch Gesundheitskommunikation. 1. Auflage. Verlag Hans Huber, Hogrefe AG, Bern. S. 8–18.
2. Brause M, Reutin B, Razum O, Schott T (2012): Rehabilitationserfolg bei Menschen mit türkischem Migrationshintergrund. Eine Auswertung von Routinedaten der Deutschen Rentenversicherungen Rheinland und Westfalen. In: Die Rehabilitation 51 (5), S. 282–288. DOI: https://doi.org/10.1055/s-0031-1295448.
3. Universität Bielefeld (2025). Gesundheitskompetenz der Bevölkerung in Deutschland (HLS-GER 3). https://www.uni-bielefeld.de/fakultaeten/erziehungswissenschaft/izgk/forschung/hls-ger-3-1/#comp_00005c3e9e38_00000000a7_0131. Zugriff 10.10.2025.
4. Schwendemann H E, Kaufmann S, Olmos I, Wegemann F, Rehfeld A, Glässel A, Warnke A (2025/2026). Förderung von Gesundheitskompetenz durch Gesundheitsberufe: Ergebnisse eines World Cafés. Therapie Lernen, 14, 50–56.
5. Olmos I (2023). Gute Kommunikation für eine bessere Gesundheit. So fördern Sie die Gesundheitskompetenz Betroffener. In: pt Zeitschrift für Physiotherapeuten November 2023. S. 18–24.
6. Schaeffer D, Berens E M, Gille S, Griese L, Klinger J, de Sombre S, Vogt D, Hurrelmann K (2021). Gesundheitskompetenz der Bevölkerung in Deutschland – vor und während der Corona Pandemie: Ergebnisse des HLS-GER 2. Bielefeld: Interdisziplinäres Zentrum für Gesundheitskompetenzforschung (IZGK), Universität Bielefeld. https://doi.org/10.4119/unibi/2950305.

7. HLS-PROF Konsortium (2023). Professionelle Gesundheitskompetenz bei ausgewählten Gesundheitsprofessionen/-berufen: Ergebnisse der Pilotstudie HLS-PROF in der Schweiz, Deutschland und Österreich. Careum, Hertie School/ Universität Bielefeld/ Stiftung Gesundheitswissen und Gesundheit Österreich.
8. Jones A (2024). Association between Healthcare Provider Communication and Patient Adherence to Treatment Plans in Australia. Global Journal of Health Sciences, 9(3), 55–66. https://doi.org/10.47604/gjhs.2683.
9. Peter M, Maddocks S, Tang C, Camp P G (2024). Simplicity: Using the Power of Plain Language to Encourage Patient-Centered Communication, Physical Therapy, Volume 104, Issue 1, January, pzad103, https://doi.org/10.1093/ptj/pzad103.
10. Pinto RZ, Ferreira ML, Oliveira VC, Franco MR, Adams R, Maher CG, Ferreira PH (2012). Patient-centred communication is associated with positive therapeutic alliance: a systematic review. J Physiother. 58(2):77–87. https://doi.org/10.1016/S1836-9553(12)70087-5.
11. Sharkiya S (2023). Quality Communication Can Improve Patient-Centred Health Outcomes Among Older Patients: A Systematic Review. https://doi.org/10.21203/rs.3.rs-2789752/v1.
12. Ratna H (2019). The importance of effective communication in healthcare practice. HPHR Journal, (23). https://doi.org/10.54111/0001/w4.
13. Fröhlich W, Candussi K (2015). Informationsbarrieren und Wege zu ihrer Überwindung. Das Konzept „Barrierefreie Information", seine Herleitung und seine Funktionen. In: Candussi K, Fröhlich W (Hrsg.). Leicht Lesen. Der Schlüssel zur Welt. Böhlau Verlag GmbH & Co. KG, Wien Köln Weimar. S. 9–38.
14. Robert Bosch Stiftung (2025). Intersektionalität: Mehrfachdiskriminierung verstehen, Machtstrukturen verändern. https://www.bosch-stiftung.de/de/storys/intersektionalitaet. Zugriff 10.10.2025.
15. Bundesministerium für Arbeit und Soziales (2025). Barrierefreiheitsstärkungsgesetz. https://www.bmas.de/DE/Service/Gesetze-und-Gesetzesvorhaben/barrierefreiheitsstaerkungsgesetz.html. Zugriff 30.01.2026.
16. Bundesministerium für Gesundheit (2017). Allianz für Gesundheitskompetenz. Gemeinsame Erklärung. https://www.bundesgesundheitsministerium.de/fileadmin/Dateien/3_Downloads/E/Erklaerungen/Allianz_fuer_Gesundheitskompetenz_Abschlusserklaerung.pdf. Zugriff 10.10.2025.
17. Schaeffer D, Hurrelmann K, Bauer U, Kolpatzik K (Hrsg.) (2018). Nationaler Aktionsplan Gesundheitskompetenz. Die Gesundheitskompetenz in Deutschland stärken. https://www.nap-gesundheitskompetenz.de/aktionsplan/. Zugriff 10.10.2025.

Was bedeutet leicht verständliche Sprache?

2

In Deutschland gewinnt das Thema leicht verständliche Sprache zunehmend an Bedeutung und das Bewusstsein für sprachliche Barrierefreiheit nimmt in der Bevölkerung zu. Immer häufiger veröffentlichen Institutionen, Behörden und Medien leicht verständliche Inhalte, um Informationen für eine breite Öffentlichkeit zugänglich zu machen. Dabei leisten gesetzliche Vorgaben und rechtliche Regelungen einen entscheidenden Beitrag. Denn sie fordern die Bereitstellung barrierefreier Informationen verbindlich ein. Der Zugang zu leicht verständlichen Informationen spielt eine zentrale Rolle für gesellschaftliche Teilhabe, Inklusion und Selbstbestimmung.

Im Zusammenhang mit leicht verständlicher Sprache tauchen die Begriffe *Leichte Sprache* und *Einfache Sprache* häufig auf. Oft werden beide Begriffe synonym verwendet [1]. Unter dem Begriff Leichte Sprache werden feste sprachliche und gestalterische Regeln verstanden, die vor allem Menschen mit Lernschwierigkeiten den Zugang zu Informationen erleichtern sollen. Einfache Sprache hingegen richtet sich an eine breitere Personengruppe und orientiert sich an allgemeinen Verständlichkeitsprinzipien. Sowohl Leichte Sprache als auch Einfache Sprache verfolgen das Ziel, sprachliche Barrieren abzubauen. So soll der Zugang zu Bildung, Verwaltung und öffentlichen Informationen sowie zum Gesundheitssystem verbessert werden. Texte aus diesen Bereichen können besonders komplex sein, dazu gehören z. B. juristische Texte. Ihre Inhalte weichen oft vom alltäglichen Verständnis ab, da sie spezielles Expert*innenwissen voraussetzen. Ähnlich verhält es sich mit der Verwaltungssprache oder bei medizinischen Texten, etwa OP-Aufklärungsbögen, ärztliche Befunde oder Packungsbeilagen von Medikamenten. Hier erschweren oft Fachbegriffe oder detaillierte Sachverhalte die Verständlichkeit für Laien. Je komplexer die Sprache ist, desto stärker wird der Kreis der Adres-

I. Olmos, *Leicht verständliche Sprache in der Physio- und Ergotherapie*, essentials, https://doi.org/10.1007/978-3-662-74200-6_2

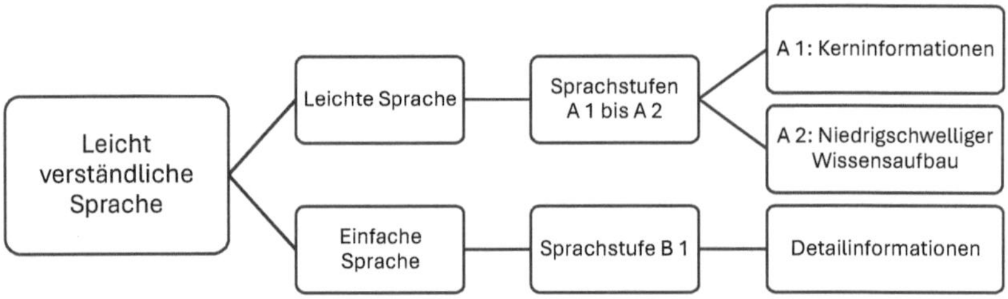

Abb. 2.1 Einfache Sprache und Leichte Sprache näherungsweise eingeordnet in die Sprachstufen des Gemeinsamen Europäischen Referenzrahmen für Sprachen. In Anlehnung an [3]

sat*innen auf bestimmte Gruppen beschränkt, wie etwa Expert*innen eines Fachgebietes.

Beide Formen der leicht verständlichen Sprache leisten einen wichtigen Beitrag zur Umsetzung der Barrierefreiheit, wie sie u. a. im Barrierefreiheitsstärkungsgesetz (BFSG) gefordert wird. Die Vorgaben aus der UN-Behindertenrechtskonvention (UN-BRK), aus dem Behindertengleichstellungsgesetz (BGG) oder aus der Barrierefreien-Informationstechnik-Verordnung 2.0 (BITV 2.0) zielen auf Leichte Sprache für Menschen mit geistigen oder seelischen Behinderungen ab.

Nach der capito[1] Methode [2] lässt sich die Einordnung von Leichter und Einfacher Sprache anhand von Sprachstufen verdeutlichen. Diese orientieren sich am Gemeinsamen Europäischen Referenzrahmen für Sprachen. Dadurch soll sichtbar gemacht werden, wie sich beide Sprachformen in ihrem Anspruchsniveau unterscheiden. Die Sprachstufe für Leichte Sprache liegt bei A1 bzw. A2. Für Einfache Sprache liegt sie in etwa bei B1, siehe Abb. 2.1.

Entstehung und Entwicklung von leicht verständlicher Sprache

Der Grundstein für die Entstehung von Leichter und Einfacher Sprache ist eng mit der gesellschaftlichen Entwicklung hin zu mehr Barrierefreiheit und Inklusion verbunden. In den 1970er- und 1980er-Jahren entstanden die ersten internationalen Ansätze einer vereinfachten Sprachgestaltung. Beispielsweise gibt es seit den 19070er-Jahren in Finnland bereits Leichte Sprache [4].

[1] Capito ist ein Social-Franchise-Netzwerk, das sich auf die Vereinfachung von Informationen spezialisiert hat [2] und sich nach eigenen Arbeitsprinzipien orientiert. Nicht bei allen Anbietern für Leichte Sprache und Einfache Sprache wird die Zuordnung von Sprachstufen angewendet.

Die Ansätze für Leichte Sprache in Deutschland liegen in der Empowerment-Bewegung aus den USA [5]. Hier setzten sich Menschen mit und ohne Behinderungen für die Rechte und Belange von Menschen mit Behinderung ein. Die Selbstvertretungsorganisation „People First" von Menschen mit Lernschwierigkeiten gründete sich in den 1970er-Jahren und entwickelte ein Konzept für leicht verständliches Englisch. Sie setzen sich für leicht verständliche Sprache ein mit dem Ziel, Texte so zu formulieren, dass sie auch von „Menschen, die schon mit dem Lesen und Verstehen alltäglicher Texte Schwierigkeiten haben" [5] verstanden werden. Im Englischen findet sich für Leichte Sprache der Begriff „Easy-to-Read".

In den darauffolgenden Jahren fand die Bewegung ihren Weg nach Europa. Die Ideen der Leichten Sprache wurden zunehmend systematisiert und es entstanden erste formale Konzepte, Leitlinien und Organisationen, die sich mit der Thematik beschäftigten. So gründete sich in den 1990er-Jahren die „International League Societes for Persons with Mental Handicap – European Association" (ILSMH-EA), ein europäischer Verband, der sich für die Rechte und Interessen von Menschen mit geistiger Behinderung und ihrer Familien in ganz Europa einsetzt. Er erstellte die „Europäischen Richtlinien für die Erstellung von leicht lesbaren Informationen" und leistete damit für die europäische Leichte-Sprache-Bewegung Pionierarbeit [4].

Zu Beginn der 2000er-Jahre gewinnt die Bewegung an Bedeutung. Leichte und Einfache Sprache werden in verschiedenen Ländern anerkannt und festgelegt. Einen wichtigen Meilenstein in Deutschland bildete die Gründung des „Netzwerks Leichte Sprache e. V." im Jahr 2006 [6]. Das Netzwerk setzt sich in Zusammenarbeit mit der Organisation „Initiative Mensch zuerst – Netzwerk People First Deutschland e. V." für die Entwicklung und Etablierung der Leichten Sprache ein [4] sowie für barrierefreie Kommunikationsangebote. Durch internationale Vernetzungen erhält die Idee der barrierefreien Sprache einen festen Platz in der Inklusionsarbeit. Mit der UN-BRK (2006, in Deutschland 2009 in Kraft) wurden Anforderungen an den gleichberechtigten Zugang zu Information und Kommunikation rechtlich konkretisiert.

Die Leichte Sprache wurde in den 2010er-Jahren zunehmend gesetzlich verankert und z. B. in Verwaltungsrichtlinien und Barrierefreiheitsgesetze integriert. Gleichzeitig werden seitdem die Qualitätsstandards und die Professionalisierung vorangetrieben, u. a. durch den internationalen Austausch zwischen Expert*innen sowie durch das Vorantreiben der Forschung in diesem Bereich. Inzwischen gilt diese Form barrierefreier Kommunikation als weitgehend etabliert [5]. Aktuell werden Leichte und Einfache Sprache durch die Digitalisierung stark verbreitet.

Seit 2025 gibt es die DIN SPEC 33429 „Empfehlungen für Deutsche Leichte Sprache", die dazu dient, die gesetzlichen Anforderungen zur Verwendung von Leichter Sprache zu präzisieren [7].

Für Einfache Sprache wird im Englischen der Begriff „Plain Language" genutzt. Die Einfache-Sprache-Bewegung im englischsprachigen Raum besteht schon lange. In den 1970er wurde in Großbritannien die „Plain English Campaign" ins Leben gerufen. In den USA folgte 2010 der „Plain Writing Act". Dieser schreibt vor, dass Informationen der Regierung klar und verständlich formuliert sein müssen. 2018 wurde Plain Language Gegenstand der internationalen Normung, indem eine Arbeitsgruppe gegründet wurde. Die erste Veröffentlichung dieser Arbeitsgruppe erschien 2023 „Plain Language Part 1: Governing principles and guidelines" (ISO 24495-1:2023) [8]. In Deutschland erhalten seit 2024 Übersetzer*innen und Textschaffende Empfehlungen und Vorgaben für eine einheitliche sprachliche Umsetzung der Einfachen Sprache in der Praxis aus der DIN-Norm 8581-1: Einfache Sprache – Anwendung für das Deutsche.

2.1 Prinzipien Leichter Sprache

Leicht verständliche Sprache ist der Überbegriff für die Leichte Sprache und Einfache Sprache. Obwohl beide Sprachformen dasselbe Ziel verfolgen, Informationen für mehr Menschen verständlich zu machen, unterscheiden sie sich in der Zielgruppe, im Regelwerk und in der sprachlichen Gestaltung.

Leichte Sprache ist eine stark vereinfachte Form der deutschen Sprache [9]. In erster Linie richtet sie sich an Menschen mit geistiger Behinderung oder geringer Lesekompetenz. Sie verfolgt klare Prinzipien auf der Wort-, Satz- und Textebene.

Auf der Wortebene wird ein reduzierter Wortschatz verwendet. Es werden kurze und bekannte Wörter bevorzugt. Vermieden werden Metaphern sowie Fremd- und Fachwörter, wenn möglich. Wenn Fachbegriffe notwendig sind, müssen sie unbedingt erklärt werden. Bei der Leichten Sprache wird die aktive Sprache genutzt und Verben statt Substantive verwendet.

Ein weiteres Prinzip ist der Einsatz einer positiven Sprachform. Sie dient der Verständlichkeit, nicht der Wertung. Negationen sollten nur verwendet werden, wenn sie unbedingt nötig sind. Andernfalls sollten sie vermieden werden, z. B. „nicht krank" kann durch „gesund" ersetzt werden [10]. Nötige Negationen werden verwendet, um negative Sachverhalte auszudrücken („Ich kann nicht laufen."). Laut der DIN SPEC 33429 (2025) sind Negationsmarker (u. a. nicht, nein, kein, ohne) zentrale Bestandteile des Wortschatzes und sollen als Einzelwörter behandelt werden (z. B. „nicht wichtig" statt „unwichtig").

Oft werden zusammengesetzte Wörter (Komposita) aufgelöst, z. B. „Krankenkassenkarte" in „Karte der Krankenkasse". Für eine bessere Lesbarkeit werden auch häufig zusammengesetzte Wörter durch einen Bindestrich oder einen Mediopunkt getrennt, z. B. „Blutgefäß" in „Blut-Gefäß oder Blut·gefäß". Eine Trennung von Komposita sollte möglichst dudenkonform und allgemein verständlich sein. Leichte Sprache vereinfacht Strukturen, ohne dabei sprachliche Regeln zu verletzen.

Auf der Satzebene gilt die Regel, dass jeder Satz nur eine Aussage enthält. Charakteristisch sind kurze und klar formuliert Hauptsätze. Nebensätze werden sparsam eingesetzt. Die Satzstruktur orientiert sich oft an der Abfolge Subjekt – Prädikat – Objekt (kanonische Satzstellung). Auf Schachtelsätze wird verzichtet. Zudem werden vor allem die Zeitformen Präsens und Perfekt verwendet.

Auf der Textebene ist die Übersichtlichkeit entscheidend. Die Absätze sind kurz und durch Überschriften sinnvoll gegliedert. Jeder Satz steht in einer neuen Zeile. Absätze und Zwischenüberschriften helfen, den Text zu gliedern. Für die Typografie wird eine gut leserliche Schrift empfohlen, die bei gedruckten Informationen deutlich größer gesetzt wird als in der Standardsprache. Häufig unterstützen Bilder oder Symbole das Textverständnis. Ein wichtiges Qualitätsmerkmal ist, dass jeder Text in Leichter Sprache von Personen aus der Zielgruppe auf Verständlichkeit geprüft wird. Bei Leichte-Sprache-Texten liegt der Fokus auf zentralen Kernaussagen.

Die Kriterien der Leichten Sprache sind in Regelwerken festgelegt. Die Praxis der Leichten Sprache ist durch verschiedene Akteur*innen und unterschiedliche Arbeitsprinzipien geprägt [5]. Darum gibt es in Deutschland mehrere Regelwerke für Leichte Sprache, wie das des Netzwerks Leichte Sprache, der Forschungsstelle Leichte Sprache an der Universität Hildesheim oder von capito. Die Regelwerke unterscheiden sich leicht. Jedoch ähneln sich die grundlegenden Prinzipien weitgehend. Die DIN SPEC 33429 bildet in einem Dokument die aktuelle Praxis ab. Aufgrund der verschiedenen Regelwerke lässt sie (fast) immer einen gewissen Spielraum bei der Umsetzung der Empfehlungen zu. Sie steht kostenfrei im Internet zur Verfügung.

2.2 Prinzipien Einfacher Sprache

Einfache Sprache ist leichter zu verstehen als die Standardsprache, jedoch nicht so stark vereinfacht wie die Leichte Sprache [9]. Viele Texte aus dem Alltag und aus bestimmten Fachbereichen setzen ein hohes Vorwissen der Lesenden voraus, obwohl sie an Laien gerichtet sind. Um diese komplexen Inhalte für eine breite

Öffentlichkeit zugänglich zu machen, ist es sinnvoll, diese in Einfacher Sprache aufzubereiten. Die Einfache Sprache liegt sprachlich zwischen Leichter Sprache und Standardsprache.

Im Vergleich zur Leichten Sprache richtet sich Einfache Sprache an ein breiteres Publikum. Eine besondere Stärke der Einfachen Sprache ist ihre breite Anwendbarkeit. Sie richtet sich nicht nur an bestimmte Zielgruppen, sondern unterstützt auch Personen, die sich neu in ein Thema einarbeiten möchten. Einfache Sprache kann auch dabei helfen, sich schnell einen Überblick über ein Thema zu verschaffen. Sie ist weniger „an das Merkmal Behinderung gekoppelt, vielmehr bestimmt sie sich nach dem Zweck des Textes und der Rezeptionssituation“ [11]. Zielgruppen der Einfachen Sprache können u. a. Menschen nichtdeutscher Herkunftssprache mit fortgeschrittenen Kenntnissen sein oder Personen ohne spezifische Fachkenntnisse.

In der Einfachen Sprache sind die Sätze kürzer und der Satzbau einfacher als in der Standardsprache. Typisch sind klar strukturierte Texte, aktive Formulierungen, eine logische Gliederung und die Vermeidung komplexer Satzgefüge. Wie in der Leichten Sprache werden hier Fach- und Fremdwörter vermieden – sofern sie unvermeidbar sind, müssen sie erläutert werden. Konkrete Empfehlungen und Anforderungen für das Deutsche stehen in der DIN 8581-1:2024-05.

Texte in Einfacher Sprache unterscheiden sich häufig nur gering von den Originaltexten. Sie sind im Gegensatz zu Leichte-Sprache-Texten optisch nicht auf den ersten Blick als solche erkennbar. Wie ein Text formuliert ist, hängt von der jeweiligen Zielgruppe und dem Zweck ab. Einfache Sprache kann, ebenso wie Leichte Sprache, in ihrer Komplexität angepasst werden. In Tab. 2.1 werden die Prinzipien der Leichten und Einfachen Sprache gegenübergestellt.

Qualitätsstandards für Leichte Sprache und Einfache Sprache

Texte in Leichter oder Einfacher Sprache sind oft mit Prüfsiegeln oder Logos versehen. Diese werden von unterschiedlichen Organisationen vergeben. Allerdings variieren die Anforderungen für die Siegel. Während einige Siegel nur mit einer offiziellen Prüfung vergeben werden, können andere, unter Beachtung von Nutzungsbedingungen, frei heruntergeladen werden. Die Siegel bieten eine gute Orientierung für Nutzende, um die Verständlichkeit eines Textes einzuschätzen. Im Folgenden werden beispielhaft einige Prüfsiegel in alphabetischer Reihenfolge aufgeführt:

Tab. 2.1 Übersicht der Prinzipien der Leichten Sprache und Einfachen Sprache

Ebene/ Bereich	Prinzipien der Leichten Sprache	Prinzipien der Einfachen Sprache
Wortebene	• Kurze, bekannte Wörter verwenden • Fremdwörter und Fachbegriffe vermeiden oder erklären • Metaphern vermeiden	• Wortschatz größer als bei Leichter Sprache • Fremdwörter und Fachbegriffe vermeiden oder erklären • Metaphern vermeiden
Satzebene	• Eine Aussage pro Satz • Kurze Sätze bilden • Typische Abfolge beim Satzbau: Subjekt – Prädikat – Objekt • Aktive Sprache verwenden • Verneinungen vermeiden • Zeitformen: Präsens und Perfekt	• Keine Schachtelsätze • Satzbau kann abwechslungsreicher und komplexer sein durch die Verwendung von mehr Konjunktionen und Präpositionen • Aktive Sprache verwenden
Textebene	• Kurze Absätze • Jeder Satz beginnt in neuer Zeile • Klare und logische Struktur	• Klare und logische Struktur
Typografie/ Gestaltung	• Leserliche, also gut erkennbare Schrift • Größere Schriftgröße bei Druck • Oft durch Bilder/Symbole ergänzt	• Leserliche, also gut erkennbare Schrift • Selten durch Bilder ergänzt
Inhalt	• Inhalte sind stark vereinfacht • Wiedergeben nur von Kerninformationen, ggf. niedrigschwelliger Wissensaufbau	• Vermittlung von Detailinformationen • Wissenserwerb
Regeln	• Verschiedene Regelwerke und DIN SPEC 33429	• Anforderungen und Empfehlungen in DIN ISO 24495-1 und DIN 8581-1

Gütesiegel von capito steht für geprüfte Qualität in den Sprachstufen A1, A2 und B1:	Sprachstufe A1 · Sprachstufe A2 · Sprachstufe B1
Logo Easy-to-Read von Inclusion Europe:	

Prüfsiegel der Forschungsstelle Leichte Sprache Universität Hildesheim:	
Qualitätssiegel vom Netzwerk Leichte Sprache e. V.:	

2.3 Einsatzbereiche im therapeutischen Kontext

In der Klient*in-Therapeut*in-Interaktion findet ein Austausch im medizinischen Versorgungskontext zwischen Fachexpert*innen und fachlichen Laien mit einem erheblichen Wissensgefälle statt. Somit kann jede Form von Interaktion zwischen Klient*in und Therapeut*in durch Barrieren behindert werden, unabhängig von einer geistigen, körperlichen oder psychischen Behinderung. Die Aufgabe der Therapeut*innen besteht darin, „die Souveränität des Patienten zu wahren und ihn mit genügend Informationen zu versorgen, um eine kompetente Entscheidungsfindung zu ermöglichen" [12, S. 117]. Ziel ist es, dass Klient*innen aktiv zu den Therapiezielen beitragen, damit ihre Beschwerden gelindert werden, indem sie z. B. Trainingspläne einhalten. Für den Therapieerfolg ist eine gute Kommunikation zwischen Klient*innen und Therapeut*innen ausschlaggebend. In der Kommunikation kann es sich um Informationen zu Krankheiten, ihren Ursachen, Symptomen und dem Therapieverlauf, zu Gesundheitsrisiken, gesundheitsförderlichen Aspekten oder auch um Informationen zum Gesundheitssystem und seinen Akteur*innen handeln [13]. Dabei muss sichergestellt werden, dass den Klient*innen vollständige und objektive Informationen zur Verfügung gestellt werden. Um den Zugang zu Informationen über Gesundheit und Krankheit bzw. dem Gesundheitssystem zu vereinfachen und das Verständnis für funktional-anatomische Zusammenhänge zu verbessern, sollten diese Informationen allen Klient*innen auch in leicht verständlicher Sprache zur Verfügung stehen. Je nach Kontext kann dies eine sinnvolle Ergänzung oder sogar eine Alternative zur Standard- und Fachsprache sein. Eine Sprachvarianz ist im therapeutischen Kontext von besonderer Wichtigkeit.

Hauptadressat*innen sind insbesondere Menschen mit Schwierigkeiten beim Verstehen, Lesen oder Kommunizieren:

- Menschen mit geistiger Behinderung
- Menschen mit Demenz

- Menschen mit neurologischen Erkrankungen (z. B. nach Schlaganfall, mit Aphasie)
- Menschen mit psychischen Erkrankungen (z. B. bei Konzentrations- oder Wahrnehmungsproblemen, bei Medikamenteneinnahme)
- Menschen mit geringer Literalität
- Menschen nichtdeutscher Herkunftssprache
- einige ältere Menschen

Hierbei ist wichtig zu betonen, dass Klient*innengruppen verschieden sind. Nicht jede Person benötigt in jeder Situation die gleiche Sprachstufe. Nicht alle Menschen mit geistiger Behinderung brauchen Leichte Sprache. Gleichzeitig brauchen auch Menschen mit guten Lesekompetenzen bei manchen Themen einen Text in einer leicht verständlichen Version. Was für die eine Person leicht verständlich ist, kann für eine andere Person immer noch viel zu schwierig sein. Was die richtige Sprachstufe ist, hängt nicht nur von den Lesekompetenzen ab, sondern auch vom persönlichen Vorwissen und den Vorerfahrungen [14]. Bestehen weitere Barrieren, müssen ergänzende Ansätze barrierefreier Kommunikation mitgedacht werden.

Wichtige Einsatzbereiche von leicht verständlicher Sprache im therapeutischen Kontext sind:

I. Schriftliche Informationsvermittlung:
Viele Informationen werden im therapeutischen Setting an Klient*innen und Angehörige auch schriftlich gegeben, z. B.:

- Praxisregeln,
- Formalitäten zu Eigenanteilen,
- Anmeldebögen,
- Einverständniserklärungen,
- weiterführende Informationen zum Krankheitsbild,
- Flyern zur Therapie,
- Therapieplänen,
- Übungsblättern,
- Dokumentationen für Klient*innen (z. B. Fortschrittsberichte).

Die Prinzipien der Leichten und Einfachen Sprache zur Erstellung von schriftlichen Informationsmaterialien wurden in den vorangegangenen Abschnitten bereits erläutert. Die Anwendung erfordert fachliche Kompetenz der Textproduzierenden und Übung [15]. Sie ist nicht einfach umzusetzen. Zur Sicherung der Qualität sowie zum besseren Verständnis der Grundsätze empfiehlt sich die Teilnahme an einer

Tab. 2.2 Gegenüberstellung von Standardsprache und Leichter Sprache anhand eines Textausschnitts aus der Versicherteninformation zur Früherkennung von Gebärmutterhalskrebs des Gemeinsamen Bundesausschusses [16]

Standardsprache	Leichte Sprache
Wie entsteht Gebärmutterhalskrebs? Fast immer wird die Erkrankung durch eine langanhaltende Infektion mit Viren verursacht, den sogenannten Humanen Papillomviren (HPV). Es gibt viele verschiedene Virustypen. Sie befallen Haut- und Schleimhautzellen und werden bei Geschlechtsverkehr oder durch Hautkontakt im Intimbereich übertragen. Die meisten Frauen infizieren sich irgendwann im Laufe ihres Lebens, viele im Alter zwischen 20 und 30. Auch Männer können sich mit HP-Viren anstecken und diese übertragen Die Ansteckung bleibt normalerweise unbemerkt. Vorübergehend kann es zu Gewebeveränderungen (Dysplasien) in der Schleimhaut des Muttermunds kommen. Häufig verschwinden diese von selbst wieder. Manchmal setzen sich bestimmte HPV-Typen aber für mehrere Jahre oder Jahrzehnte in der Schleimhaut fest. Dann kann sich langsam zuerst eine Krebsvorstufe und schließlich sogar ein Gebärmutterhalskrebs entwickeln.	**Wie entsteht Krebs am Gebärmutter-Hals?** Krebs am Gebärmutter-Hals entsteht fast immer durch eine lange Infektion mit sogenannten HP-Viren. Diese HP-Viren werden zum Beispiel beim Geschlechts-Verkehr übertragen. Die Viren können die Zellen von Haut und Schleimhaut befallen. Die meisten Frauen stecken sich irgendwann an, viele im Alter zwischen 20 und 30 Jahren. Auch Männer können sich mit HP-Viren anstecken und HP-Viren übertragen Die Ansteckung wird meistens nicht bemerkt. In vielen Fällen verheilt die Infektion von allein. Wenn das nicht passiert, dann kann Jahre später Krebs entstehen. Der Krebs entwickelt sich meistens am Muttermund, also an der Öffnung vom Gebärmutter-Hals.

Fortbildung zu diesem Thema. Solche Schulungsangebote vermitteln praxisnahe Methoden zur Anwendung der Leichten und Einfachen Sprache und fördern das Bewusstsein für sprachliche Barrieren. Alternativ können Materialien in Leichter und/oder Einfacher Sprache über entsprechende Dienstleister erstellt werden.

Tab. 2.2 stellt Informationen in Standardsprache und Leichter Sprache zur Früherkennung von Gebärmutterhalskrebs gegenüber, die der Gemeinsame Bundesausschuss veröffentlicht hat. Dabei wurde die Schriftgröße, Zeilen- und Absatzwechsel der Informationsblätter nicht berücksichtigt, da es hier allein um die Darstellung der Informationen auf Text-, Wort- und Satzebene geht.

II. Wegeleitsystem:
Ein gut sichtbares und leicht verständliches Wegeleitsystem hilft Klient*innen, sich innerhalb der Praxis oder der therapeutischen Einrichtung zu orientieren. Leichte oder Einfache Sprache unterstützt hier etwa durch zusätzliche Symbole, Farben und Pfeile.

III. Öffentliche Kommunikation:
Leicht verständliche Sprache ist auch in der Öffentlichkeitsarbeit wichtig, z. B. auf Flyern oder der Praxis-Webseite. Eine einfache Übersicht und Navigation auf der Webseite führen u. a. dazu, die Therapieangebote und -beschreibungen besser nachzuvollziehen sowie Öffnungszeiten und Kontaktmöglichkeiten zu verstehen. Nach außen wird mit einer verständlich gestalteten Webseite zudem kommuniziert, dass die Praxis zielgruppenorientiert arbeitet.

IV. Interdisziplinäre Kommunikation:
Zwischen verschiedenen medizinischen und insbesondere nicht-medizinischen Berufsgruppen (z. B. in der Kommunikation mit pädagogisches Personal oder Sozialarbeitenden) ist klare und verständliche Sprache wichtig. Wenn Informationen klar formuliert sind, entstehen weniger Missverständnisse und Fehler. Dadurch wird eine besser aufeinander abgestimmte Therapie gefördert (z. B. Abstimmung der Therapie mit den Bereichen frühkindliche/schulische Förderung und soziale Unterstützung). Besonders bei Übergaben oder in multiprofessionellen Teamgesprächen hilft eine strukturierte, einfache Ausdrucksweise, damit alle Beteiligten die gleichen Informationen haben und sicher handeln können.

V. Verbale Kommunikation:
Die mündliche Kommunikation zwischen Klient*innen/Angehörigen und Therapeut*innen stellt in der Physio- und Ergotherapie einen zentralen Bestandteil des therapeutischen Handelns dar. Sie ist von besonderer Bedeutung:

- im Anamnesegespräch,
- in der Beratung,
- in Gesprächen über Ziele und Behandlungspläne,
- bei Therapieerklärungen,
- bei Anleitungen und Hausaufgaben,
- bei Gruppenangeboten,
- in der Prävention und Gesundheitsförderung.

Die beschriebenen Prinzipien der Leichten und Einfachen Sprache lassen sich nicht nur in der schriftlichen, sondern auch in der verbalen Kommunikation sinnvoll einsetzen. Beim Sprechen mit Klient*innen und Angehörigen und beim Darreichen von Informationen sollte darauf geachtet werden, auf Augenhöhe zu kommunizieren und die Sprache an das individuelle Verständnisniveau des Gegenübers anzupassen. Fachbegriffe oder Fremdwörter sind möglichst zu vermeiden oder in einfachen Worten zu erklären. Kurze, klare Sätze und eine logische Reihenfolge der Informationen, mit den wichtigsten Inhalten, erleichtern das Verstehen. Unterstützend wirken hierbei Gestik, Mimik und eine ruhige Sprechweise, die das Gesagte zusätzlich verdeutlichen. Damit der mündliche Austausch zwischen Therapeut*innen und Klient*innen klar und verständlich gelingen kann, sollten neben den erläuterten Grundprinzipien der Leichten und Einfachen Sprache weitere Methoden der Kommunikation berücksichtigt werden (z. B. Fragetechniken, aktives Zuhören).

2.4 Fazit

Leicht verständliche Sprache ist in der Physio- und Ergotherapie ein wichtiges Zusatzangebot für alle, um Barrieren abzubauen und Teilhabe zu ermöglichen. Sie kommt allen Klient*innen zugute, die auf sprachliche Barrieren stoßen, und unterstützt diese darin, aktiv und selbstbestimmt an der Behandlung teilzunehmen. Auch dient sie dazu, Klient*innen den Zugang zu Praxisformalitäten und Verfahren zu erleichtern, indem Formulare, Merkblätter, Informationsmaterialien und Webseiten in leicht verständlicher Form bereitgestellt werden.

Damit tragen therapeutische Einrichtungen nicht nur zur Barrierefreiheit, sondern auch zur rechtlichen und sozialen Gleichstellung bei. Leichte und Einfache Sprache ist Ausdruck einer inklusiven Haltung und einer demokratischen Kommunikationskultur, die Verständlichkeit als Voraussetzung für Teilhabe und Selbstbestimmung versteht. Es bedarf jedoch im Gesundheitswesen, besonders auch im therapeutischen Setting, noch einer breiten Sensibilisierung. Eine konsequente Umsetzung von vereinfachten Sprachformen bleibt eine fortlaufende Aufgabe.

Literatur

1. Bundeszentrale für politische Bildung (2014). Leichte und Einfache Sprache – ein Versuch einer Definition. https://www.bpb.de/shop/zeitschriften/apuz/179341/leichte-und-einfache-sprache-versuch-einer-definition/. Zugriff 27.10.2025.
2. capito (o. J.). Leichte Sprache: Was ist das und warum ist sie wichtig? https://www.capito.eu/leichte-sprache/. Zugriff 27.10.2025.
3. capito (o. J.). *Über capito.* https://www.capito.eu/ueber-capito/. Zugriff 31.01.2026.
4. Maaß C (2015). *Leichte Sprache. Das Regelbuch.* LIT VERLAG Dr. W. Hopf Berlin. https://www.uni-hildesheim.de/media/fb3/uebersetzungswissenschaft/Leichte_Sprache_Seite/Publikationen/Regelbuch_komplett.pdf. Zugriff 27.10.2025.

5. Bock B (2015). Barrierefreie Kommunikation als Voraussetzung und Mittel für die Partizipation benachteiligter Gruppen – Ein (polito-)linguistischer Blick auf Probleme und Potenziale von "Leichter" und „einfacher Sprache“. *Linguistik Online,* 73(4). https://doi.org/10.13092/lo.73.2196.
6. Netzwerk Leichte Sprache (o. J.). *Was ist das Netzwerk?* https://www.netzwerk-leichte-sprache.de/ls/das-netzwerk/was-ist-das-netzwerk. Zugriff 28.10.2025
7. Deutsche Rentenversicherung Knappschaft-Bahn-See (Hrsg.) (2025). Neu: DIN SPEC Leichte Sprache veröffentlicht. https://www.bundesfachstelle-barrierefreiheit.de/SharedDocs/Kurzmeldungen/DE/din-spec-leichte-sprache-veroeffentlicht. Zugriff 31.01.2026.
8. DIN Deutsches Institut für Normung e. V. (2024). *Normen Handbuch Einfache Sprache* (DIN 8581-1 und DIN ISO 24495-1). 1. Auflage. DIN Media GmbH.
9. Bredel U, Maaß C (2016). Leichte Sprache. Theoretische Grundlagen. Orientierung für die Praxis. Dudenverlag Berlin.
10. DIN Deutsches Institut für Normung e. V. (2025). Empfehlungen für Deutsche Leichte Sprache (DIN SPEC 33429:2025-03). DIN Media GmbH, 10772 Berlin. https://www.dinmedia.de/de/technische-regel/din-spec-33429/387728031. Zugriff 31.01.2026.
11. Socialnet (o. J.). Einfache Sprache. https://www.socialnet.de/lexikon/Einfache-Sprache. Zugriff 02.11.2025.
12. Hannawa AF, Rothenfluh FB (2014). Arzt- Patient-Interaktion. In: Hurrelmann K, Baumann E (Hrsg.). Handbuch Gesundheitskommunikation. 1. Auflage. Verlag Hans Huber, Hogrefe AG, Bern. S. 110–128.
13. Rossmann C, Hastall MR, Baumann E (2014). Kommunikationswissenschaftliche Grundlagen der Gesundheitskommunikation. In: Hurrelmann K, Baumann E (Hrsg.). Handbuch Gesundheitskommunikation. 1. Auflage. Verlag Hans Huber, Hogrefe AG, Bern. S. 81–94.
14. Fröhlich W, Candussi K (2015). Informationsbarrieren und Wege zu ihrer Überwindung. Das Konzept „Barrierefreie Information“, seine Herleitung und seine Funktionen. In: Candussi K, Fröhlich W (Hrsg.). Leicht Lesen. Der Schlüssel zur Welt. Böhlau Verlag GmbH & Co. KG, Wien Köln Weimar. S. 9–38.
15. Gross S (2023). Leichte Sprache. Grundlagen und Anleitung für eine barrierefreie Kommunikation. 1. Auflage. Hogrefe Verlag, Bern.
16. Gemeinsamer Bundesausschuss (2025). Programm zur Früherkennung von Gebärmutterhalskrebs. https://www.g-ba.de/themen/methodenbewertung/erwachsene/krebsfrueherkennung/gebaermutterhalskrebs-screening/. Zugriff 30.01.2026.

3 Herausforderungen in der Kommunikation

Kommunikation bildet die Grundlage therapeutischen Handelns. In der Physio- und Ergotherapie erfolgt sie hauptsächlich mit dem Fokus auf die interpersonale Kommunikation. Sie beeinflusst maßgeblich die Qualität der therapeutischen Beziehung sowie den Erfolg der Therapie. Im therapeutischen Alltag ist Kommunikation dabei nicht als ein einzelnes Gespräch zu verstehen, sondern als ein fortlaufender Prozess. Dieser erstreckt sich über eine Reihe von Therapiesitzungen. Jede Interaktion prägt das gemeinsame Arbeiten.

Therapeut*innen treffen in jeder Interaktion mit Klient*innen zahlreiche kommunikative Entscheidungen. Dazu gehören u. a. die Auswahl von Fragen, welche Inhalte vertieft werden sowie die Entscheidung darüber, welche Informationen vermittelt werden. Diese Mikroentscheidungen in der Interaktion beeinflussen, was gemeinsam mit Klient*innen in der Therapie erreicht werden kann. Es beeinflusst, welche Lernprozesse stattfinden und wie aktiv Klient*innen in den Therapieprozess eingebunden sind.

Als zentrale Informationsvermittler*innen haben Therapeut*innen eine Kernaufgabe in der therapeutischen Kommunikation. Sie besteht darin, Klient*innen verständlich zu informieren und zu beraten. Gut informierte Klient*innen sind ein Gewinn für die medizinische und gesundheitliche Versorgung. Wer die eigene gesundheitliche Situation versteht, ist häufig weniger ängstlich, kann Behandlungsentscheidungen bewusster mitgestalten und beteiligt sich aktiver an der eigenen Versorgung [1]. Informationen stellen somit einen wichtigen Bestandteil der Bewältigung gesundheitlicher Beeinträchtigungen und der Gesundheitsförderung dar.

I. Olmos, *Leicht verständliche Sprache in der Physio- und Ergotherapie*, essentials, https://doi.org/10.1007/978-3-662-74200-6_3

Das Bereitstellen von Informationen ist jedoch nicht immer mit Verstehen gleichzusetzen. Verstehen entsteht nicht automatisch durch Informationsweitergabe. Zu umfangreiche oder nicht verständliche Informationen können zu Unsicherheit, Stress und Unzufriedenheit im Therapieprozess führen. Darum sollte ein grundsätzliches Ziel in der therapeutischen Kommunikation sein, Klient*innen zu selbstbestimmtem Handeln aufgrund informierter Entscheidungen zu befähigen [2]. Diese Aufgabe stellt eine gemeinsame Verantwortung von Therapeut*innen und Klient*innen dar. Um dieses Ziel zu erreichen, ist es notwendig, kommunikative Barrieren im therapeutischen Setting zu erkennen und bewusst zu berücksichtigen. Im Folgenden wird auf zentrale Herausforderungen in der Kommunikation näher eingegangen. Diese Aufzählung ist nicht erschöpfend.

3.1 Ursachen von Verständnisschwierigkeiten

Das Therapeut*innen-Klient*innen-Gespräch ist ein wesentlicher Bestandteil der Behandlung. Verständnisschwierigkeiten entstehen häufig nicht bei den Klient*innen selbst, sondern durch die Art und Weise, wie Informationen vermittelt werden. Wenn Informationen unklar oder zu umfangreich sind, fällt es Klien*innen schwer, diese einzuordnen und für Entscheidungen zur Gesundheitserhaltung oder Krankheitsbewältigung zu nutzen.

Die Informationsvermittlung ist der Transport einer Information von einem wissenden Sender zu einem noch nicht wissenden Empfänger [2]. Verstehen ist das Ergebnis eines Prozesses. Zunächst erfolgt die Wahrnehmung, bei der Informationen über die Sinne aufgenommen werden, z. B. durch Hören oder Sehen. Die erfasste Information wird weiterverarbeitet. Dabei spielen die Menge der Informationen, emotionale Faktoren und Rahmenbedingungen wie eine ruhige Umgebung eine wesentliche Rolle.

Ein zentraler Aspekt des Verstehens von Informationen ist das Vorwissen und die Vorerfahrungen [2]. Diese bilden den Rahmen für die Interpretation und Verarbeitung für weiterführendes Wissen. Neue Informationen werden immer im Kontext des bereits vorhandenen Wissensstand interpretiert. Je differenzierter und umfassender das Vorwissen, desto besser können Informationen auf Alltagshandlungen übersetzt und integriert werden. Darum ist es wichtig, Klient*innen im Gespräch dort abzuholen, wo sie sich im Moment befinden. Informationen sollen so aufbereitet sein, dass sie für Nutzer*innen verständlich, verknüpfbar, akzeptabel und handlungsorientierend sind [3].

Anzumerken ist hier, dass Missverstehen häufiger unerkannt bleibt als Nichtverstehen [4]. Nichtverstehen ermöglicht das Nachfragen. Wohingegen das Anwenden von Informationen bei Missverstehen auf unzutreffenden Annahmen beruht [5]. Das kann den Heilungsprozess verzögern oder negative gesundheitliche Folgen haben.

Geringe Literalität

Sowie das Vorwissen sind vorhandene Lese- und Schreibfähigkeiten nicht immer sichtbar. Im Therapiealltag können auch Verständnisschwierigkeiten im Zusammenhang mit geringer Literalität auftreten. Personen mit geringer Literalität können zwar einzelne Wörter und Sätze lesen und schreiben, aber den Inhalt nicht immer verstehen. Laut der zweiten Level-One Studie 2018 [6] betrifft das 6,2 Mio. Menschen zwischen 18 und 64 Jahren in Deutschland. Rund die Hälfte der gering literalisierten Erwachsenen hat Deutsch als Muttersprache. Die Mehrheit verfügt über einen Schulabschluss und mehr als die Hälfte ist erwerbstätig. Geringe Literalität steht in keinem Zusammenhang mit der Intelligenz einer Person. „Er entsteht durch ein Zusammenspiel von individuellen Faktoren wie Familie, Schule und Gesellschaft.“ [7]

Im Therapiekontext ist das besonders zu berücksichtigen. Betroffene Klient*innen können z. B. Schwierigkeiten haben selbstständig Formulare oder Anmeldebögen mit Fragen zur Gesundheit auszufüllen. Oft ist dies unter Zeitdruck besonders erschwert. Klar und leicht verständlich formulierte Formulare und Aufklärungsbroschüren können dabei unterstützend sein.

3.2 Kommunikative Barrieren und Grenzen leicht verständlicher Sprache

Im Folgenden werden zentrale Kommunikationsbarrieren dargestellt, die im therapeutischen Alltag auftreten können. Der Einsatz von leicht verständlicher Sprache trägt auch hier dazu bei, einzelne Barrieren zu reduzieren.

Komplexität medizinischer Inhalte

Die Sprache, die Menschen verwenden, wird stark durch deren Lebenswelten und -umständen geprägt. Therapeut*innen erlernen kontinuierlich und über viele Jahre in Ausbildung, Studium und Fortbildungen eine spezialisierte Fachsprache. Sie dient hauptsächlich der effizienten Verständigung im Berufsalltag unter Kolleg*innen, Mitarbeitenden und anderen medizinischen Professionen [2, 8]. Fachsprache ist für viele Klient*innen schwer verständlich. Für viele Fachkräfte im Gesundheitswesen ist es jedoch schwierig, Informationen so zu vermitteln, dass sie für Laien gut verständlich sind [9]. Eine Fachsprachbarriere besteht, wenn Informationen nicht verstanden werden, weil das Verstehen fachliches Wissen voraussetzt, welches bei den Klient*innen nicht vorhanden ist [10]. Sie entsteht bei der Nutzung von Fachwörtern, bestimmten medizinischen Abkürzungen oder etablierten Redewendungen mit nicht unmittelbar erschließbarer Bedeutung für medizinische Laien.

Gerade auf der inhaltlichen Ebene der Interaktion ist das Verstehen von relevanten Fachinhalten in Bezug auf die eigene Gesundheit und Krankheit ausschlaggebend. Das bedeutet, Informationen sollen in der Kommunikation mit Klient*innen auf die Person zugeschnitten sein und möglichst einfach und klar gehalten werden. Manchmal sind Fachbegriffe geläufiger und verständlicher als die deutschen Entsprechungen, weil sie durch den häufigeren Gebrauch im Alltag bekannt sind (z. B. „Diabetes“ statt „Zuckerkrankheit“). Das Wissen um Fachbegriffe sowie medizinische Inhalte variiert von Person zu Person und ist nicht ad hoc erkennbar. Bei Menschen mit chronischen Erkrankungen ist davon auszugehen, dass sie sich in ihrem Krankheitsverlauf Erfahrungs- und Wissensbestände aneignen [11]. Darum kennen sie sich oft mit den Fachtermini ihrer Erkrankungen aus.

Wenige Menschen geben in einem Gespräch gerne offen zu, wenn sie etwas nicht verstehen. Um eine verständlichere Erklärung zu bitten, erfordert oft Mut und Überwindung. Das ist in der therapeutischen Kommunikation wichtig zu berücksichtigen, um Wissensbestände und Vertrauen aufzubauen. Nichtverstehen kann Unsicherheit auslösen. Auch können Klient*innen sich in dieser Situation nicht angesprochen und mitgenommen fühlen. Um dem entgegenzuwirken, können Therapeut*innen grundsätzlich komplexe Inhalte auf die wesentlichen Informationen verständlich reduzieren. Dazu zählen u. a. Informationen zu Körperfunktionen, Diagnosen und verschriebene Behandlungsmethoden. Dabei hilft die Nutzung von Synonymen und Bildern sowie die Benennung von konkreten Beispielen. Ein ebenso zu berücksichtigender Aspekt in der Therapie ist die leicht verständliche Formulierung von Anweisungen (z. B. „Spannen Sie den Quadriceps an“; besser: „Spannen Sie die den Oberschenkel an“).

Zudem erhöhen numerische Angaben die Komplexität medizinischer Inhalte. Die Fähigkeit von Klient*innen, Zahlenrelationen zu verarbeiten und zu interpretieren, beeinflusst Gesundheitsentscheidungen maßgeblich. Sie ermöglicht, Vor- und Nachteile von Behandlungen einzuordnen und Risiken abzuschätzen. Eine geringe gesundheitsbezogene Zahlenkompetenz kann zu schlechteren gesundheitlichen Ergebnissen führen. Aber auch zu Missverständnissen und Schwierigkeiten führen, etwa bei Anweisungen zur Medikamenteneinnahme.

Unter gesundheitsbezogener Zahlenkompetenz versteht man die Fähigkeit, medizinische Informationen in Form von Zahlen, Tabellen und Grafiken, Wahrscheinlichkeiten und Statistiken zu verstehen und diese Informationen zu nutzen, um mit dem eigenen Gesundheitsdienstleistenden zu kommunizieren, sich um die eigene Gesundheit zu kümmern und an medizinischen Entscheidungen mitzuwirken [12].

Die subjektive und objektive gesundheitsbezogene Zahlenkompetenz von Klient*innen können deutlich voneinander abweichen. Therapeut*innen können den Informationsbedarf von Klient*innen mit geringer subjektiver Zahlenkompetenz unterstützen. Dies lässt sich in der direkten Kommunikation identifizieren und berücksichtigen. „In der Leichten und in der Einfachen Sprache ist in der Darstellung von Zahlen, Risiken und insbesondere Wahrscheinlichkeiten eine besondere Einfachheit in der sprachlichen und grafischen Darstellung und gleichzeitig eine besonders neutrale Ausdrucksweise geboten." [13, S. 9]. Zudem können sich Therapeut*innen im jeweiligen Kontext fragen, ob der Einsatz von Zahlen für ihre Argumentation unerlässlich ist. Wissenschaftliche Inhalte in leicht verständlicher strukturierter Form an Klient*innen zu vermitteln bedarf Übung.

Ziel in der Interaktion mit Klient*innen ist es immer, sie mit der therapeutischen Botschaft zu erreichen, obwohl sie nicht das gleiche Fachwissen haben [2]. Der Inhalt und die daraus abgeleiteten Handlungsschritte sind für Klient*innen besser nachvollziehbar, desto klarer und einfacher die therapeutische Botschaft formuliert ist. Bedeutsam ist hier auch die eigene Reflexion des Machtgefälles zwischen Therapeut*innen und Klient*innen aufgrund von Wissensvorsprung. Klient*innen befinden sich in der Therapie oft in einer abhängigen und vulnerablen Situation. Vermehrtes Wissen zu ihrem Zustand verleiht Betroffenen Autonomie.

Sprachbarrieren

Sprach- und Informationsdefizite stellen zentrale Zugangsbarrieren zum Gesundheitssystem dar. Der Zugang zum Gesundheitssystem sowie dessen Nutzung und Verständnis sind für viele Menschen herausfordernd. Insbesondere für Menschen mit Migrationshintergrund ist die Inanspruchnahme von Leistungen mit spezifischen Barrieren verbunden [14]. „Sprachliche, soziale und kulturelle Hürden erschweren sowohl die Orientierung im Gesundheitssystem als auch die Kommunikation zwischen Patientinnen und Patienten und dem Gesundheitspersonal, die verfügbaren Informationen sind oft kompliziert und schwer verständlich. Besonders häufig davon betroffen sind Menschen, die nur über geringe Deutschkenntnisse verfügen oder aus einem Land mit einem anderen Gesundheitssystem kommen." [15, S. 17].

Der Erwerb einer Sprache kann viele Jahre in Anspruch nehmen bis sie fließend beherrscht wird. Mit begrenzten Deutschkenntnissen verfügen Menschen oft über ausreichende alltagssprachliche Kompetenzen. Diese reichen meistens jedoch nicht aus, um Beschwerden und Symptome zu beschreiben oder Details diagnostischer und therapeutischer Maßnahmen zu besprechen [8, 14]. Anliegen können teilweise nur eingeschränkt vermittelt werden [15]. Es kann sich als schwierig erweisen, über den Verlauf einer Behandlung und die zugrunde liegenden Gründe zu sprechen. Weiter kann es vorkommen, dass Klient*innen ihre Krankengeschichte nicht auf Deutsch kennen, sondern nur in ihrer eigenen Sprache. Schwierigkeiten in der sprachlichen Verständigung können sich auf den Behandlungserfolg auswirken [14]. Sie können dazu führen, dass Klient*innen notwendige Sicherheitsmaßnahmen nach Operationen oder Verletzungen nicht vollständig verstehen und dadurch weitere Risiken eingehen [16]. Sprachbarrieren können auch nachteilig die Zufriedenheit der Therapeut*innen bezüglich der Therapeut*innen-Klient*innen-Interaktion beeinflussen.

Das gegenseitige Verständnis kann bei Sprachbarrieren durch den Einsatz von leicht verständlicher Sprache gefördert werden. Neben der Nutzung von geläufigen und einfachen Wörtern sowie Vermeidung von Abkürzungen und Redewendungen, kann auch nonverbale Sprache eingesetzt werden. Ergänzend können alternative Kommunikationswege herangezogen werden, z. B. Zeichnungen, Piktogramme oder mehrsprachiges Informationsmaterial, möglichst in leicht verständlicher Sprache. In der Physio- und Ergotherapie kann Sprache auch durch taktile Reize ausgedrückt werden, z. B. durch bestimmte Stimuli. Im Idealfall stehen Dolmetscher*innendienste für Klient*innen zur Verfügung.

Kulturelle Diversität

Gesundheit und Krankheit werden kulturell unterschiedlich konstruiert. Sie werden als sozialer Prozess verstanden und spiegeln sich in gesellschaftlichen Veränderungen und globalen Vorgängen wieder. Neben den zuvor genannten Barrieren können auch kulturell bedingte Vorstellungen die Kommunikation beeinflussen. Diese sind durch Wissen, Erfahrungen und Glauben geprägt. Entsprechend werden Krankheitsursachen im persönlichen, körperlichen, sozialen oder auch übernatürlichen Bereich verortet [17]. Krankheit wird somit unterschiedlich erklärt. Dies kann sich u. a. darin zeigen, wie Klient*innen Symptome interpretieren oder wie sie sich auf die Therapie einlassen. Einige Menschen drücken Schmerz offen und emotional aus. Andere Menschen hingegen eher zurückhaltend und somatisierend. Zudem können religiöse Einschränkungen oder bestimmte Erwartungen an die Behandlung den Umgang mit den Beschwerden und der Therapie prägen. Auch eigene (kulturelle) Rollenverständnisse prägen diese. Eher passive Klient*innen sind nicht unbedingt unmotiviert, ggf. handeln sie aus ihrem erlernten Rollenbild heraus.

Therapeut*innen müssen sich im beruflichen Alltag oft auf neue Gesprächssituationen anpassen, in denen sich auch möglicherweise ihre Erklärungsmodelle von denen der Klient*innen unterschieden. Grundsätzlich können Diskrepanzen unproblematisch sein. Zugleich können sie Schwierigkeiten im gegenseitigen Verständnis und in der Beziehung hervorrufen und widerspiegeln [18]. Eine leicht verständliche Sprache ist dabei zentral, um Symptome und Ausdrucksweisen (z. B. von Schmerz oder Körperbildern) im Zusammenhang mit der Person als Subjekt und ihrem spezifischen soziokulturellen Hintergrund zu verstehen und einordnen zu können. In Anlehnung an das Explanatory Models Approach nach Kleinmann [19] können folgende Fragen helfen, das Krankheitserlebnis und die Bedürfnisse von Klient*innen besser zu verstehen. Sie dienen dazu Therapien personenzentriert zu gestalten. Dieses Modell erleichtert die interkulturelle Kommunikation und kann mögliche Konflikte aufzeigen. Diese können dann gemeinsam besprochen und geklärt werden.

- Woher kommen Ihre Beschwerden?
- Warum haben die Beschwerden zu diesem Zeitpunkt begonnen?
- Was macht Ihre Krankheit mit Ihnen? Wie wirkt sie?
- Wie schlimm ist Ihre Krankheit? Dauert sie kurz oder lange?
- Welche Behandlung brauchen Sie? Was kann Ihnen helfen?
- Welche Ergebnisse erwarten Sie von der Behandlung?
- Welche Probleme hat Ihre Krankheit in Ihrem Leben verursacht?
- Wovor haben Sie bei Ihrer Krankheit am meisten Angst?

Das Ziel in der Interaktion hier ist zu versuchen, das Gegenüber zu verstehen ohne zu bewerten und dabei neugierig zu bleiben.

Emotionen

Menschen können nur in begrenztem Umfang neue Informationen verarbeiten und behalten. Die Informationsaufnahme ist durch die individuelle globale und situative Gesamtkapazität bestimmt. Sie ist auch abhängig von Faktoren wie Tagesform oder Stressoren innerhalb einer Kommunikationssituation [10]. Emotionen wie Stress, Trauer oder Angst wirken auch als Informationsbarriere im therapeutischen Setting. Insbesondere negative Emotionen können Informationsdefizite verstärken und sich hemmend auf den Therapieprozess auswirken.

Allein der Umstand erkrankt zu sein oder sich in einer Gesundheitseinrichtung aufzuhalten, ist für viele Menschen eine belastende Situation. Während einer Krankheit befinden sich Menschen oft in einem Zustand erhöhter Vulnerabilität. Insbesondere ist das der Fall bei schweren Krankheitsverläufen und ernsten Diagnosen. Oft sind diese Menschen in vieler Hinsicht von der Hilfe anderer abhängig, etwa von medizinischer Versorgung und ihrem sozialen Netzwerk. Unter diesen Bedingungen wirken Ängste, Unsicherheiten, körperliche Einschränkungen und Schmerzen sowie zahlreiche offene Fragen und Vorgaben im therapeutischen Ablauf besonders auf die Interaktion ein. Emotionaler Stress hat einen maßgeblichen Einfluss auf die Informationsaufnahme. Dabei ist es ganz unabhängig, ob die betroffene Person über medizinisches Vorwissen verfügt oder welchen Bildungsgrad sie hat. Aus diesem Grund kann eine Therapie mit hoher Informationsflut, zeitlichem Druck, körperlicher Exponiertheit und Nähe in Verbindung mit physischer und psychischer Aktivierung überfordernd sein. Es ist möglich, dass durch die Gesamtsituation noch weitere Emotionen hinzu kommen, etwa Scham oder Unsicherheit. Gefühle, die darüber hinaus auch durch Aspekte wie Geschlechts- oder Altersunterschiede zwischen den Klient*innen und den Therapeut*innen ausgelöst werden können. Somit kann es Klient*innen zusätzlich schwer fallen, ihre Beschwerden oder Fragen offen zu äußern. Verstärkt werden diese Emotionen bei Verständnisfragen und vorherrschenden Kommunikationsbarrieren.

Therapeut*innen sollten sich bewusst sein, dass sie diese Situationen aus einer anderen Perspektive wahrnehmen. Hier gilt es Klient*innen empathisch zu begegnen und sich dabei zu fragen: Wie geht der/die Klient*in mit der Situation um? Wie wirkt sich diese Situation auf den Alltag, auf die Karriere und das Familienleben der betroffenen Person aus? Was kann ich dazu beitragen, dass diese Erfahrung trotz der Umstände gut ist?

Vor allem hier gilt „Weniger ist mehr“. Informationen in vereinfachter Form darzustellen führt zu einem besseren Ergebnis. Emotionsbarrieren wirken dann weniger stark mit anderen Barrieren zusammen und erleichtern das Verständnis [20]. Allein der Umstand sich verständlich und ehrlich informiert zu fühlen, kann eine positive Emotion bei Klient*innen bewirken. Selbst wenn es sich um unangenehme Situationen handelt [2].

Behinderungen

Zusätzlich zu anderen kommunikativen Barrieren, kann die Verständlichkeit in der Kommunikation sowie die Aufnahme von Informationen durch Kognitions- und/ oder Sinnesbarrieren eingeschränkt sein. Hieraus ergeben sich besondere Anforderungen an die Kommunikation. Behinderungen sind häufig nicht sofort erkennbar oder sichtbar. So können beispielsweise Menschen mit Sehbehinderungen selbst mit Brille oder Kontaktlinsen weiterhin Schwierigkeiten beim Sehen haben [8]. Insbesondere ältere Menschen erkennen das Ausmaß ihrer Sehbeeinträchtigungen häufig nicht selbst, beispielsweise aufgrund langsam fortschreitender Veränderungen, Verdrängung oder Angst [8]. Auch bei Menschen mit Hörbehinderungen gibt es verschiedene Ausprägungen. Der Hörverlust reicht von Schwerhörigkeit bis hin zur vollständigen Taubheit. Die meisten Menschen verlieren ihr Gehör erst im Laufe des Lebens, häufig mit zunehmendem Alter [8]. Im fortschreitendem Alter kommen auch gehäuft Hör- und Sehbehinderungen zusammen vor.

Veränderungen der Sinneswahrnehmung können sowohl altersbedingt auftreten als auch durch die Einnahme von Medikamenten verursacht sein. Beispielsweise können Psychopharmaka die Sinneswahrnehmung verändern und Wachsamkeit sowie Aufmerksamkeitsspanne verringern. Im Umgang und in der Kommunikation mit betroffenen Personen ist es daher empfehlenswert, dies zu berücksichtigen.

Erfolgreich informieren erfordert Wahrnehmungsbarrieren möglichst zu vermeiden. Damit auch Menschen mit Sinneseinschränkungen alle Informationen wahrnehmen können, sollte die Informationsvermittlung nach dem Zwei-Sinne-Prinzip erfolgen. Dabei werden Informationen über mindestens zwei der Sinne Sehen, Hören oder Tasten vermittelt [21]. Demnach könnten Formulare sowohl in Papierform als auch in digitaler Form angeboten werden [2]. Menschen mit Sehbehinderung können diese dann individuell vergrößern oder sich von einem Screenreader vorlesen lassen („Was nicht gelesen werden kann, kann gehört werden." [22]). Konkret könnte das im Therapiealltag auch umgesetzt werden, indem z. B. Symptome einer Wundinfektion nicht nur leicht verständlich und anhand visueller Merkmale erklärt werden. Es kann neben Rötungen auch auf Warnsymptome wie Nässen, Schwellung, Empfindlichkeit, Geruch und Wärmegefühl hingewiesen werden [8] („Was nicht gesehen wird, kann ertastet oder gerochen werden." [22]).

Die Kommunikation zwischen Therapeut*innen und Klient*innen kann auch durch Kognitionsbarrieren herausfordernd sein. Dazu zählen u. a. geistige Behinderungen oder demenzielle Erkrankungen. Je nach Ausprägung der Behinderung können Probleme bei der Aufnahme und Verarbeitung von Informationen auftreten. Diese sind beeinflusst durch die Art der Einschränkung (z. B. wenn eine Behinderung einzeln auftritt oder mit weiteren Behinderungen kombiniert ist) oder das Krankheitsstadium. Sprachlich oder inhaltlich komplexe Sachverhalte können dann nicht (mehr) oder nur unvollständig verarbeitet werden [23].

Therapeut*innen können eine inklusive Versorgung unterstützen, indem sie die besonderen Bedarfe und Bedürfnisse von Klient*innen mit Behinderungen im Alltag berücksichtigen und mitdenken [24]. „In Abhängigkeit von Ursache, Ausmaß und Alter sind betroffene Personen auf verschiedene Formen der Unterstützung angewiesen." [23, S. 34]. Durch den Einsatz und die Bereitstellung von Informationen in leicht verständlicher Sprache können Barrieren in Bezug auf die Kommunikation abgebaut werden.

Ergänzend ist festzuhalten, dass Behinderung eine Beeinträchtigung der Teilhabe ist (auch im Therapiesetting). Es ist nicht nur ein individuelles Merkmal, sondern es ist ein Zusammenspiel mehrerer Faktoren, das sich in unterschiedlichen Lebensbereichen und Lebensphasen unterschiedlich auswirkt. Anschaulich beschreibt das die Internationale Klassifikation der Funktionsfähigkeit, Behinderung und Gesundheit (ICF) der Weltgesundheitsorganisation [25]. Diese basiert auf das bio-psycho-soziale Modell der Funktionsfähigkeit und Behinderung. Das Modell berücksichtigt sowohl Umweltfaktoren als auch personenbezogene Faktoren hinsichtlich ihrer Wirkungen und Wechselwirkungen in Bezug auf die Entstehung von Gesundheitsproblemen (Gesundheitsstörung, Krankheit, Behinderung). Hier werden Gesundheitsprobleme als eine Beeinträchtigung der Funktionsfähigkeit eines Menschen beschrieben [26]. Die Funktionsfähigkeit wird über die Komponenten „Körperfunktionen“ und „Körperstrukturen“ sowie „Aktivitäten und Partizipation“ beschrieben [27]. Es verdeutlicht, dass Gesundheitsprobleme nicht durch eine personenbezogene Diagnose oder Krankheit bestimmt sind, sondern das Ergebnis eines Zusammenspiels körperlicher, psychischer und sozialer Faktoren sind. Die Funktionsfähigkeit kann durch unterschiedliche Faktoren negativ oder positiv beeinflusst werden. Daraus ergibt sich für die Physio- und Ergotherapie die Notwendigkeit einer leicht verständlichen Kommunikation in der Interaktion mit Klient*innen. Informationen werden nicht nur vermittelt. Sie werden in den individuellen Lebenskontext und -phase der Klient*innen eingeordnet. Klient*innen werden somit unterstützt Zusammenhänge zwischen Diagnose, Funktionsfähigkeit und Alltag zu erfassen. Das ist eine zentrale Voraussetzung für eine personenzentrierte Versorgung. Außerdem fördert es die aktive Beteiligung an der Therapie und die Adhärenz.

Zeitdruck

Von Bedeutung sind die konkreten organisatorischen Rahmenbedingungen, unter denen die Interaktion zwischen Therapeut*innen und Klient*innen stattfindet [28]. Grundlage für eine Behandlung ist in der Regel der Behandlungsauftrag in Form einer Heilmittelverordnung mit einer medizinischen Diagnose [29]. Diese bildet jedoch nur einen begrenzten Ausschnitt der individuellen Situation der Klient*innen ab. Für eine personenzentrierte Behandlung erweitern Therapeut*innen diese Ausgangsinformationen durch eine Anamnese und einen kontinuierlichen Dialog mit Klient*innen.

Eine weitere Barriere in der Erfassungsfähigkeit der Klient*innen ist die Zeit. Die Behandlungszeiten in der Physio- und Ergotherapie für gesetzlich Versicherte sind vertraglich festgesetzt. Je nach Art der verordneten Therapie variiert die Behandlungsdauer beispielsweise in der Physiotherapie zwischen 15 min und 60 min [30]. In einer Sitzung findet eine Vielzahl von nebeneinander ablaufenden Prozesse komprimiert unter hohem Zeitdruck statt. Das stellt für Therapeut*innen eine hohe Mehrfachanforderung dar. Innerhalb eines begrenzten zeitlichen Rahmens werden fortlaufend Informationen zum aktuelle Befinden der Klient*innen und der Zielerreichung sowie zum Therapieverlauf eingeholt. Während Therapeut*innen die Informationen zu alltagsrelevanten Maßnahmen erfassen und einordnen, vermitteln sie zeitgleich neue Inhalte zur Behandlung, beantworten Fragen und passen Informationen situativ an [31].

Für die Therapieadhärenz und -erfolg ist eine kontinuierliche Absicherung des Verständnisses zentral. Therapeut*innen benötigen für aktives Zuhören, Nachfragen oder Rückmeldeschleifen einen zeitlichen Rahmen. Bei einigen Klient*innen ist ein erhöhter kommunikativer Aufwand erforderlich. Das führt zu zusätzlichem Zeitdruck innerhalb der Therapiesitzung. Bestehen zusätzliche funktionelle Beeinträchtigungen z. B. beim Um- und Auskleiden oder bei Transfers, erhöht sich der zeitliche Aufwand. Sind Klient*innen emotional belastet, kann das die Auffassungsfähigkeit zusätzlich erschweren. Rahmenbedingungen werden sich zunächst nicht ändern. Eine schnelle Informationsaufnahme erfordert daher klar strukturierte, präzise und kurze Aussagen (effektive Kommunikation) [2].

3.3 Fazit

Alle zuvor genannten Herausforderungen im Therapiesetting können jeden irgendwann mal treffen. Eine klare, einfühlsame und adressatengerechte Kommunikation zwischen Therapeut*innen und Klient*innen ist eine zentrale Voraussetzung für eine wirksame Gesundheitsversorgung [32]. Menschen fühlen sich nur dann angesprochen, wenn Informationen an ihre Vorerfahrungen, Fähigkeiten und Sprachkompetenzen anknüpfen. Unverständliche oder überfordernde Informationen erreichen ihr Ziel nicht, führen zu Motivationsverlust und verhindern nachhaltige Wissens- und Verhaltensänderungen [2].

Daher ist es erforderlich in der Kommunikation grundsätzlich von möglichen Verständnisschwierigkeiten auszugehen. Die Komplexität von Informationen sollte daher nicht an subjektiven Zuschreibungen zu Merkmalen der Klient*innen ausgerichtet werden. Es empfiehlt sich, die Kommunikation in der Regel leicht verständlich zu gestalten. Der Verzicht auf unnötigen oder nicht erklärten Fachbegriffen, die Begrenzung der Informationsmenge auf zentrale Kernbotschaften sowie die Überprüfung des Verständnisses (z. B. durch Rückfragen) kann dazu beitragen, bestehende Barrieren in der Kommunikation abzubauen. Nicht nur das Verstehen wird dadurch erhöht, sondern auch die Anwendbarkeit der Informationen und die Mitwirkung im Therapieprozess. Das trägt wiederum sowohl zur Zufriedenheit der Klient*innen als auch der Therapeut*innen bei.

Ziel jeder Interaktion im Therapiesetting sollte es daher sein, durch leicht verständliche Sprache, Wissen zu vermitteln, gesundheitsförderliches Handeln und

Teilhabe an der eigenen Gesundheit zu fördern. Leicht verständliche Kommunikation ist kein Zusatz, sondern ein grundlegender Bestandteil professionellen Handelns. Als Schlüsselpersonen fördern Therapeut*innen die Gesundheitskompetenz von Klient*innen und tragen zu gesundheitlicher Chancengerechtigkeit bei.

Im Therapiealltag treten häufig gleichzeitig mehrere Kommunikationsbarrieren auf. Der Einsatz leicht verständlicher Sprache kann bei stark ausgeprägten Kommunikationsbarrieren und weiteren Einflussfaktoren an seine Grenzen stoßen. Trotzdem bleibt er ein wichtiges Instrument, klientenzentriert zu agieren, Klient*innen mitzunehmen und ihnen auf Augenhöhe zu begegnen. Entscheidend für eine effektive Kommunikation ist eine gelungene therapeutische Beziehung sowie eine Kombination aus leicht verständlicher Sprache und weiteren Gesprächstechniken.

Literatur

1. Weg-Remers S (2025). Krebspatienten auf Informationssuche: Viele Fragen? Viele Antworten! Tagesspiegel Background. https://background.tagesspiegel.de/gesundheit-und-e-health/briefing/viele-fragen-viele-antworten?utm_source=linkedin.com&utm_medium=social&utm_campaign=fokusseite&utm_content=ge+lesen. Zugriff 13.01.2026.
2. Fröhlich W, Candussi K (2015). Informationsbarrieren und Wege zu ihrer Überwindung. Das Konzept „Barrierefreie Information", seine Herleitung und seine Funktionen. In: Candussi K, Fröhlich W (Hrsg.). Leicht Lesen. Der Schlüssel zur Welt. Böhlau Verlag GmbH & Co. KG, Wien Köln Weimar. S. 9–38.
3. Maaß C (2020). Easy Language – Plain Language – Easy Language Plus. Frank & Timme, Berlin.
4. Fischer S (2011). Verständlichkeit von Bedienungsanleitungen. Dysfunktionale Rezeption von Instruktionen. Dissertation Johannes Gutenberg-Universität Mainz.
5. Ahrens S, Maaß C (2024). Der Einfluss von Vorwissen und sprachlichen Texteigenschaften auf die Anwendung des Fragebogens in einer gynäkologischen Patientenaufklärung: eine leitfadengestützte Interviewstudie. Präv Gesundheitsf 19. https://doi.org/10.1007/s11553-024-01132-0. S. 504–511.
6. Grotlüschen A, Buddeberg K, Dutz G, Heilmann L, Stammer C (2019): LEO 2018 – Leben mit geringer Literalität. Pressebroschüre, Hamburg. https://leo.blogs.uni-hamburg.de. Zugriff 24.01.2026.
7. Aktion Mensch (Hrsg.) (2021). Analphabetismus in Deutschland. https://www.aktion-mensch.de/dafuer-stehen-wir/was-ist-inklusion/analphabetismus. Zugriff 24.01.2026.
8. Osborne H (2018). Health Literacy from A to Z: Practical Ways to communicate your health message. Second Edition. Aviva Publishing, Lake Placid, NY.
9. Maaß C, Rink, I (2017). Leichte Sprache: Verständlichkeit ermöglicht Gesundheitskompetenz. Public Health Forum 25(1). S. 50–53. https://doi.org/10.1515/pubhef-2016-2148.

10. Kröger J, Maaß C (2024). Mangelnde Verständlichkeit durch Fachsprache in Gesundheitsinformationen zu chronischen Erkrankungen – eine qualitative Korpusanalyse. Präv Gesundheitsf 19, S. 497–503. https://doi.org/10.1007/s11553-024-01124-0. Zugriff 07.12.2025.
11. B.A.G. Selbsthilfe (o. J.). Arbeitshilfe – Gesundheitskompetenz von chronisch kranken und behinderten Menschen stärken. https://www.bag-selbsthilfe.de/fileadmin/user_upload/_Informationen_fuer_SELBSTHILFE-AKTIVE/Selbsthilfe_digital/20211008_Arbeitshilfe_-_Gesundheitskompetenz_von_chronisch_kranken_und_behinderten_Menschen_staerken.pdf. Zugriff 25.01.2026.
12. Schapira M M et al. (2014). The Numeracy Understanding in Medicine Instrument (NUMi): A Measure of Health Numeracy Developed Using Item Response Theory. The Numeracy Understanding in Medicine Instrument. https://doi.org/10.1177/0272989x12447239. Zugriff 24.01.2026.
13. Deutsches Netzwerk Gesundheitskompetenz (2024). Evidenzbasierung und Leichte/Einfache Sprache. Ein Positionspapier des Fachbereichs „Barrierefreie Gesundheitskommunikation" im Deutschen Netzwerk Gesundheitskompetenz e. V. (DNGK). Konsultationsfassung vom 04.06.2024. https://dngk.de/wp-content/uploads/2024/06/positionspapier-konsultationsfassung-fb-barrierefreie-gesundheitskommunikation.pdf. Zugriff 24.01.2026.
14. Antidiskriminierungsstelle des Bundes (Hrsg.) (2021). Diskriminierungsrisiken und Diskriminierungsschutz im Gesundheitswesen – Wissensstand und Forschungsbedarf für die Antidiskriminierungsforschung. https://www.antidiskriminierungsstelle.de/SharedDocs/downloads/DE/publikationen/Expertisen/diskrimrisiken_diskrimschutz_gesundheitswesen.pdf?__blob=publicationFile&v=5. Zugriff 29.12.2025.
15. Schmotzer C et al. (2023): ÖPGK-Toolbox Gesundheitskompetenz. Aktualisierte Version 2.0. Gesundheit Österreich und Österreichische Plattform Gesundheitskompetenz (ÖPGK), Wien. https://oepgk.at/website2023/wp-content/uploads/2023/08/opgk-toolboxgk-v20.pdf. Zugriff 29.12.2025.
16. Neipert A, Russo K, Ortt, S et al. (2024). Impacts of language barriers on perceived quality of care in physical therapy: a systematic review. Bull Fac Phys Ther 29, 51. https://doi.org/10.1186/s43161-024-00216-4. Zugriff 03.02.2026.
17. Nichter M (2002). Social Relations of Therapy Management. In: Lock M, Nichter M (Hrsg.): New Horizons in Medical Anthropology. Essays in Honor of Charles Leslie. London and New York: Routledge, S. 81–110.
18. Brooks A W (2025). Talk: The Science of Conversation and the Art of Being Ourselves. Crown.
19. Csordas T J (1994). Introduction: The Body as Representation and Being-In-The-World. In: Csordas, T.J. (Hrsg.). Embodiment and Experience: The Existential Ground of Culture and Self. Cambridge. Cambridge University Press, S. 1–24.
20. Ahrens S, Kröger J DNGK (2022). Leichte Sprache in der Medizinkommunikation fördern. Qualitas 21, 15. https://doi.org/10.1007/s43831-022-0046-2.
21. Beratungsstelle Barrierefreiheit (2023). Was ist das Zwei-Sinne-Prinzip? https://www.beratungsstelle-barrierefreiheit.de/aktuelles/blog/post/beitrag/was-ist-das-zwei-sinne-prinzip.html. Zugriff 22.04.2026.

22. Aktion Mensch (o.J.). Barrierefreie Kommunikation durch das Zwei-Sinne-Prinzip. https://www.aktion-mensch.de/inklusion/bildung/impulse/barrierefreiheit/barrierefreie-kommunikation. Zugriff 22.04.2026.
23. Rink I (2019). Kommunikationsbarrieren. In: Maaß C, Rink I (Hrsg.) (2019). Handbuch Barrierefreie Kommunikation. Frank & Timme GmbH. Verlag für wissenschaftliche Literatur Berlin. S. 29–66.
24. Bundesministerium für Gesundheit (2024). Aktionsplan für ein diverses, inklusives und barrierefreies Gesundheitswesen. https://www.bundesgesundheitsministerium.de/fileadmin/Dateien/3_Downloads/A/Aktionsplan/Aktionsplan_barrierefreies_Gesundheitswesen_2024.pdf. Zugriff 05.01.2026.
25. Bundesministerium für Arzneimittel und Medizinprodukte (2026). ICF. Internationale Klassifikation der Funktionsfähigkeit, Behinderung und Gesundheit. https://www.bfarm.de/DE/Kodiersysteme/Klassifikationen/ICF/_node.html. Zugriff 03.02.2026.
26. Wenzel TR, Morfeld M (2016). Das biopsychosoziale Modell und die Internationale Klassifikation der Funktionsfähigkeit, Behinderung und Gesundheit. Bundesgesundheitsbl 59, 1125–1132. https://doi.org/10.1007/s00103-016-2401-0.
27. Coenen M, Rudolf K., Kus S et al. (2018). Die Internationale Klassifikation der Funktionsfähigkeit, Behinderung und Gesundheit (ICF). Bundesgesundheitsbl 61, 787–795 (2018). https://doi.org/10.1007/s00103-018-2748-5.
28. Bromme R, Jucks R, Rambow R. (2004). Experten-Laien-Kommunikation im Wissensmanagement. In: Reinmann G, Mandl H (Hrsg.). Psychologische Konzepte zum besseren Verständnis und Umgang mit Wissen. Göttingen: Hogrefe. S. 176–88.
29. Bias F et al. (2010). Physiotherapeutische Behandlungsplanung. In: Stelzenmüller W, Wiesner J (Hrsg.). Therapie von Kiefergelenkschmerzen. Allgemeines zur physiotherapeutischen Behandlung von Kiefergelenkpatienten. 2. überarbeitete und erweiterte Auflage. Georg Thieme Verlag KG Stuttgart. https://doi.org/10.1055/b-0034-8629.
30. Techniker Krankenkasse (o. J.). Gibt es eine festgelegte Behandlungsdauer für einzelne Heilmittel? https://www.tk.de/techniker/versicherung/tk-leistungen/weitere-leistungen/krankengymnastik-massagen-heilmittel/behandlungsdauer-krankengymnastik-massagen-heilmittel-2009076. Zugriff 01.12.2025.
31. Ärztekammer Nordrhein (2025). Kommunikation im medizinischen Alltag. Ein Leitfaden für die Praxis. Kommunikation im medizinischen Alltag – Ärztekammer Nordrhein. Zugriff 06.01.2026.
32. Schaeffer D, Hurrelmann K, Bauer U, Kolpatzik K (Hrsg.) (2018). Nationaler Aktionsplan Gesundheitskompetenz. Die Gesundheitskompetenz in Deutschland stärken. https://www.nap-gesundheitskompetenz.de/aktionsplan/. Zugriff 01.12.2025.

4 Praktische Tipps für die Umsetzung in die Praxis

Eine reflektierte und fundierte Kommunikation ist die Grundlage für den Therapieprozess [1]. Sie hebt die zentrale Bedeutung der therapeutischen Beziehung für die Wirksamkeit der Therapie hervor.

Nachfolgend werden praktische Tipps für den therapeutischen Alltag dargestellt. Hier liegt der Fokus auf die gesprochene Sprache als Hauptbestandteil der Interaktion zwischen Therapeut*innen und Klient*innen. Die Kommunikation gilt als gelungen, wenn die psychischen und kognitiven Voraussetzungen, Verständlichkeit (Sprachstruktur), Einfühlungsvermögen (z. B. aktives Zuhören, paraphrasieren) und Echtheit (Authentizität) gegeben sind [2]. Beziehungs- und Inhaltsebene beeinflussen sich in der Kommunikation gegenseitig und sollten dabei möglichst kongruent zueinander sein. Um Störungen zu vermeiden, sollte im Gespräch auf Blickkontakt, Körperhaltung. Wertschätzung und natürliches Sprechen geachtet werden (z. B. keine Babystimme bei Erwachsenen nutzen, bei Älteren nicht automatisch lauter, langsamer und bevormundend sprechen, immer eine grammatikalisch korrekte Sprachweise einsetzen). Die Empfehlungen der geschriebenen vereinfachten Sprache (Leichte/Einfache Sprache) können ebenso für die mündliche Kommunikation angewendet werden u. a. bekannte Wörter nutzen, in einfachen kurzen Sätzen sprechen, Fachbegriffe vermeiden, wenn möglich, ansonsten erklären. Im Vordergrund stehen Aspekte der Körpersprache (nonverbale Kommunikation) sowie der gesprochenen Sprache und der Paralinguistik wie Lautstärke, Pausen und Sprachtempo (verbale Kommunikation). Gestalterische Vorgaben fallen hierbei weg [3].

Alleine der Einsatz einer leicht verständlichen Sprache im Therapiesetting macht per se die Kommunikation nicht effektiver. Angelehnt an die Prinzipien der

I. Olmos, *Leicht verständliche Sprache in der Physio- und Ergotherapie*, essentials, https://doi.org/10.1007/978-3-662-74200-6_4

American Speech-Language-Hearing Association werden im Folgenden zusätzliche Aspekte aufgeführt, die kommunikative Herausforderungen im Therapiealltag erleichtern [4]. Das gelingt durch die Schaffung eines Umfelds, das Verständlichkeit ermöglicht. Die Aspekte helfen auf individuelle Kommunikationsbedürfnisse von Klient*innen Rücksicht zu nehmen oder Kommunikationssituationen besser einzuschätzen. Die Empfehlungen sind allgemein anwendbar und sollten in der Interaktion mit Klient*innen stets mitgedacht werden. Idealerweise werden die Empfehlungen von einer fortlaufenden Selbstreflexion über den eigenen Kommunikationsstil und die eingesetzten Gesprächstechniken begleitet.

- Vor Beginn der Therapie die Klient*innen nach bevorzugten Präferenzen in der Kommunikation fragen. Das können bestimmte Strategien sein, die während der Behandlung angewendet werden sollen oder nach Hinweisen, die hilfreich wären, um sicherzustellen, dass die Informationen verstanden werden. Einige Menschen brauchen Informationen in schriftlicher Form, damit sie nicht vergessen werden. In dem Fall können z. B. Übungspläne oder Termine gezielt verschriftlicht werden.
- Jede*r Klient*in möchte wahrgenommen und respektiert werden. Klient*innen sollen direkt angesprochen werden, anstatt über die Person hinwegzuschauen und mit der Begleitperson zu kommunizieren.
- Es sollte auch darauf geachtet werden, die Klient*innen direkt anzusehen und mit ihnen zu interagieren, statt der Person beim Sprechen den Rücken zuzuwenden durch parallele Tätigkeiten wie das Vorbereiten der Umgebung. Insbesondere ist das bei Klient*innen wichtig, deren Verständnis maßgeblich über nonverbale Kommunikation unterstützt wird (z. B. bei Hörbeeinträchtigungen).
- Für eine höhere Aufmerksamkeit und weniger Ablenkungen sollten Störfaktoren in der Umgebung reduziert werden, etwa Ruhe im Behandlungsraum schaffen oder für gute Lichtverhältnisse sorgen.
- Verstehen funktioniert in beide Richtungen. Einerseits in die Richtung der gegebenen Informationen und andererseits in die der empfangenden Informationen. Wenn bei Therapeut*innen etwas nicht klar ist (z. B. aufgrund einer Sprachbehinderung der Klient*innen), sollten sie selbst auch nachfragen. Bei Bedarf sollten Therapeut*innen geduldig sein und sich für die Kommunikation Zeit nehmen.
- Die Interaktion mit Klient*innen kann durch den situationsabhängigen Einsatz verschiedener Kommunikationsmittel unterstützt werden, z. B. durch Dolmetschende, technische Hilfsmittel, Piktogramme oder mehrsprachiges Material.

- Aktives Zuhören ist eine kommunikative Kompetenz, die die therapeutische Beziehungen zu Klient*innen stärkt und Vertrauen aufbaut. Es verbessert das Verständnis ihrer Beschwerden und fördert eine klare, positive Kommunikation.

4.1 Allgemeine Methoden für die Gesprächsführung in Verbindung mit leicht verständlicher Sprache

Klar und verständlich kommunizieren kann bewusst durch Gesprächsmethoden unterstützt werden. Die folgenden Methoden lassen sich mit den Prinzipien der leicht verständlichen Sprache verbinden. Therapeut*innen können sie im mündlichen Austausch mit Klient*innen fachübergreifend gezielt einsetzen sowie in verschiedenen Versorgungsbereichen von der Prävention über die Kuration bis hin zu Rehabilitation und Pflege anwenden.

Von Klient*innen wird oft erwartet, dass sie sich an der Behandlung aktiv beteiligen, indem sie Behandlungspläne umsetzen und einhalten [5]. Mit gezielten Methoden können Therapeut*innen das Verständnis überprüfen, damit die Anweisungen richtig verfolgt werden. Zugleich kann damit die Autonomie der Klient*innen gestärkt werden. Die Methoden „Ask me 3“, „Teach Back“ und „Chunck and Check“ sind zielgruppenübergreifend anwendbar. Sie fördern die individuelle Gesundheitskompetenz der Klient*innen. Eine zunehmende Gesundheitskompetenz macht Klient*innen aufgeschlossener gegenüber den Empfehlungen von Therapeut*innen [5].

Ask me 3

Eine aktive Beteiligung am Therapieprozess setzt von Klient*innen voraus, dass sie bei Nicht-Verstehen der Informationen nachfragen. Durch den begrenzten Zeitrahmen einer Sitzung, gelingt dies nicht immer [6]. Insbesondere Menschen mit geringer Gesundheitskompetenz kann es schwer fallen, die richtigen Fragen in diesem Rahmen zu stellen [7].

Ask me 3 stammt aus den USA. Die Methode lässt sich gut in den Therapieprozess integrieren und verursacht keine zusätzlichen Kosten. Hierbei stehen Klient*innen als Fragende im Mittelpunkt des Gesprächs. Es trägt dazu bei, die Kommunikation in der Therapeut*innen-Klient*innen- Interaktion zu verbessern. „Ein wesentlicher Aspekt einer guten Gesprächsqualität aufseiten des Gesundheitspersonals ist, das aktive Fragen zu unterstützen.“ [8, S. 153]. Klient*innen werden hier ermutigt sich aktiv im Gespräch zu beteiligen und drei spezifische Fragen zu ihren Beschwerden oder Erkrankungen zu stellen:

1. Was ist mein Hauptproblem?
2. Was kann ich dagegen tun?
3. Warum ist es für mich wichtig, das zu tun?

Bei der Beantwortung der Fragen sollten Therapeut*innen darauf achten, leicht verständliche Antworten zu geben.

Die drei Fragen können grundsätzlich als Leitfaden für die Therapiesitzungen dienen, auch wenn Klient*innen sie nicht selbst stellen. So können Therapeut*innen sicherstellten, dass ihre Kernbotschaften an die Klient*innen vermittelt werden.

Expert*innen für Gesundheitskompetenz [9, 10] empfehlen im Wartebereich Poster mit einer Abbildung der drei Fragen aufzuhängen. Klient*innen können dadurch motiviert werden diese Fragen in ihre Behandlung mitzunehmen und Eigenverantwortung zu übernehmen. Ask me 3 kann mit der Teach back Methode verbunden werden.

Teach back

Die Teach Back Methode stellt eine einfache, kostengünstige und effektive Gesprächstechnik dar [11]. Während konkrete Fragen von Klient*innen ihre Anliegen im Therapiegespräch verdeutlichen und Therapeut*innen darauf gezielt antworten [5], bietet die Teach Back Methode einen strukturierten Rahmen für den Austausch. Sie dient zur Überprüfung, obdie Klient*innen die bereitgestellten Informationen verstanden haben [12] und unterstützt eine verständliche und nachhaltige Kommunikation.

Nach dem ein Gespräch in einer leicht verständlichen Sprache durchgeführt wurde, werden Klient*innen aufgefordert, das Besprochene und/oder die Anweisungen in eigenen Worten wiederzugeben. Das ist mehr als die Frage „Haben Sie verstanden?“ [13]. Durch die Verwendung der Teach Back Methode überprüfen Therapeut*innen insbesondere, ob sie die Inhalte verständlich vermittelt haben [13]. Mit der Methode wird nicht nur das Nichtverstehen vorgebeugt, sondern auch das Missverstehen. Verständnisprobleme können somit identifiziert werden, Inhalte ggf. neu erklärt und überprüft werden, bis sie korrekt erfasst sind. Dabei wird nicht das Wissen von Klient*innen getestet [11, 13].

Im therapeutischen Setting ist auch eine abgewandelte Form der Methode gut anwendbar: „Show me“ [13]. Hierbei machen Therapeut*innen vor, wie Klient*innen bestimmte Handlungen ausführen sollen, z. B. wie sie eine bestimmte Übung Zuhause durchführen. Anschließend werden Klient*innen aufgefordert die Anweisung bzw. die Übung noch einmal vorzumachen statt das Gesagte zu paraphrasieren. Dadurch lassen sich direkt Rückmeldungen und Korrekturen zu der Aktivität geben.

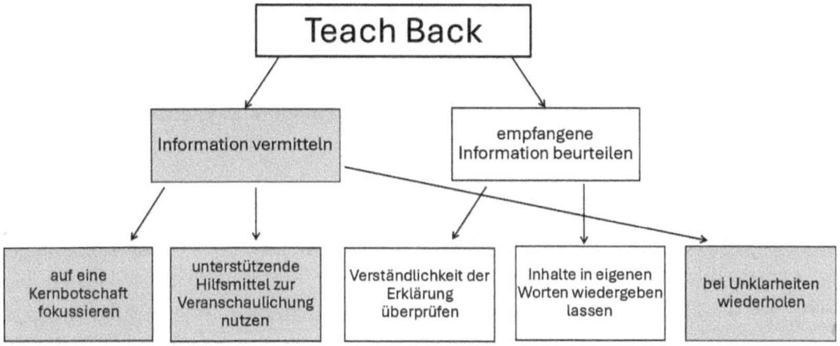

Abb. 4.1 Übersicht des Teach Back Prozesses in Bezug auf die Übermittlung und den Empfang von Informationen. Eigene Darstellung in Anlehnung an „The 5Ts for Teach Back. Teach Back is about delivery and reception“ [14]

Abb. 4.1 stellt den beschriebenen Teach Back Prozess anschaulich dar. Die Schritte „auf eine Kernbotschaft fokussieren“, „unterstützende Hilfsmittel zur Veranschaulichung nutzen“ und „bei Unklarheiten wiederholen“ konzentrieren sich auf die effektive Vermittlung von Informationen. Während die Schritte „Verständlichkeit der Erklärung überprüfen“ und „Inhalte in eigenen Worten wiedergeben lassen“ dazu dienen, zu beurteilen, ob die Klient*innen die vermittelten Informationen verstanden haben [14].

Chunck and Check

Eine weiteres Instrument, welches in der therapeutischen Praxis zum Verständnis dient, ist die Chunk and Check Methode („Chunk and Check“ kann ins Deutsche als „aufteilen und überprüfen“ übersetzt werden). Sie ist gut mit der Teach Back Methode kombinierbar.

Häufig werden während der Therapie viele Informationen auf einmal vermittelt, was das Verständnis erschwert. Bei der Chunk and Check Methode werden die Informationen in kurze Kernbotschaften aufgeteilt, anstatt sie alle auf einmal zu vermitteln [15]. Anschließend werden diese Informationen mithilfe der Teach Back Methode schrittweise überprüft [16].

Chunk and Check passt zu den Prinzipien der leicht verständlichen Sprache. Inhalte konzentrieren sich auf die Kernbotschaften oder Teilaspekte und werden verständlich aufgeteilt, weil kleinere Informationsstücke leichter zu verarbeiten sind. Dabei sollte der Schwerpunkt auf zwei bis drei zentrale Botschaften gelegt werden. Oft ist eine einzelne Kernbotschaft bzw. Teilaspekt der Information ausreichend. Das vollständige Verständnis kann jedoch Zeit und mehrere Therapieeinheiten erfordern [15]. Ein ergänzender Hinweis: Die wichtigsten Informationen sollten zuerst vermittelt werden, da sie am ehesten im Gedächtnis bleiben. Auch sollte im Gespräch auf nonverbale Anzeichen von Überforderung oder Aufmerksamkeitsverlust geachtet werden, um die Kommunikation entsprechend anzupassen.

4.2 Ergänzende Tipps zum bewussten Umgang mit leicht verständlicher Kommunikation

- Immer wenn möglich selber die Angebote in Leichter und/oder Einfacher Sprache nutzen, um ein Gefühl für unterschiedliche Sprachniveaus zu bekommen. Z. B. beim nächsten Museumsbesuch ein Audioguide in Leichter Sprache ausleihen, Broschüren wie Tourismusinformationen oder Wahlprogramme in Leichter Sprache lesen oder die Nachrichten in Leichter oder Einfacher Sprache hören.
- Es gibt bereits eine Vielzahl von Webseiten in Leichter und Einfacher Sprache im Bereich Gesundheit und zu medizinischen Themen. Qualitativ hochwertige Gesundheitsinformationen in Leichter und/oder Einfacher Sprache zu sichten, hilft ein Bewusstsein dafür zu entwickeln. Es empfiehlt sich Materialien zu Themen aus der therapeutischen täglichen Arbeit herunterzuladen, auszudrucken und für Gespräche mit Klient*innen als Unterstützungsmaterial bereit zu halten oder an Klient*innen auszuhändigen. Die Ausdrucke können auch als Vorbereitung und inhaltliche Orientierung für den Therapiealltag dienen. Die Vermittlung komplexer Inhalte wird erleichtert, wenn auf bereits entwickelte Begriffserklärungen oder vorhandene Erklärungstexte in leicht verständlicher Sprache zurückgegriffen werden kann [3]. Informationsmaterial in leicht verständlicher Sprache kann ein Einstieg in ein Thema sein und Menschen beim Weiterlernen und Kompetenzerwerb unterstützen.
- Viele Gesundheitsinformationen liegen nicht nur in Standardsprache, Einfacher Sprache und Leichter Sprache vor, sondern auch in unterschiedlichen Sprachen (in einigen Fällen sogar in verschiedenen Sprachstufen). Es ist wichtig im Therapiealltag mehrsprachige Dokumente vorliegen zu haben, die bei Bedarf an Klient*innen ausgeteilt und bei der Therapiesitzung als Gesprächshilfe eingesetzt werden können.
- Begegnungen und gemeinsame Aktivitäten mit unterschiedlichen Personengruppen (z. B. Menschen mit und ohne Behinderung) sind wichtig. Damit werden nicht nur Einblicke in andere Sicht- und Lebensweisen geschaffen, sondern auch Vorurteile und Berührungsängste abgebaut. Dafür bietet sich an sich u. a.

gezielt bei einem Träger ehrenamtlich zu engagieren, bei einem besonderen Ort zu hospitieren oder in inklusiven Vereinen Sport zu treiben.
- Es kann hilfreich sein, Fortbildungen zum Thema Leichte und Einfache Sprache zu besuchen.
- Ratsam ist, Dienstleister für Leichte und Einfache Sprache zu nutzen, damit die Praxisprozesse leicht verständlich gestaltet werden, z. B. in Bezug auf die Kommunikation nach außen kann die Praxiswebseite leicht verständlich gestaltet werden oder für eine barrierearme interne Kommunikation mit Klient*innen können Formulare leicht verständlich erstellt werden lassen. Leicht verständliche Kommunikation in allen Ebenen der Einrichtung ist Ausdruck respektvoller Sprache, die Menschen anerkennt.
- Sinnvoll ist es, nach Möglichkeit, diverse Teams aufzustellen mit Personen aus unterschiedlichen Herkunftsländern, mit unterschiedlichen Sprachkenntnissen und Altersgruppen, etc.

4.3 Weitere zu berücksichtigende Aspekte – Umgang mit Menschen mit geistiger Behinderung

Menschen mit geistiger oder mehrfacher Behinderung haben oft ein höheres Risiko für zusätzliche gesundheitliche Einschränkungen. Dazu gehören Übergewicht, mangelnde Fitness, Seh- und Hörbehinderungen sowie eine schlechte Zahn- und Mundgesundheit [17]. Häufig haben sie auch erschwerten Zugang zu medizinischer Versorgung [18, 17]. Neben der Verwendung leicht verständlicher Sprache spielen auch weitere kommunikative Aspekte eine wichtige Rolle, die für eine gelungene Verständigung mit Menschen mit geistiger Behinderung relevant sind. Diese Aspekte orientieren sich an Empfehlungen von Special Olympics Deutschland e.V. [19].

Die Kommunikation mit Menschen mit geistiger Behinderung erfolgt direkt und nicht über Begleitpersonen. Dabei soll leicht verständliche Sprache genutzt werden. Einzelne Arbeitsschritte werden erklärt und nicht einfach durchgeführt (z. B. Kissen unter den Kopf legen) und klare Anweisungen werden gegeben (z. B. „Heben Sie den Kopf, damit ich das Kissen darunter legen kann"). Viele Menschen benötigen im Vorfeld Klarheit über den Ablauf. Daher sollte während der Therapiesitzung beschrieben werden, was aktuell erfolgt, sowie ein kurzer Ausblick auf die nächsten ein bis zwei Schritte gegeben werden. Die Kommunikation kann je nach Grad der Behinderung langsam erfolgen und wiederholt sich nach Bedarf, um das Verständnis zu sichern.

Menschen mit geistiger Behinderung werden immer altersgerecht behandelt und mit demselben Respekt wie Personen ohne Behinderung. Es kommt oft vor, dass Erwachsene mit einer geistigen Behinderung einfach geduzt werden. Menschen mit geistiger Behinderung sollen in der Therapie nicht auf ihre Behinderung reduziert werden, sondern auch zu anderen Lebensbereichen befragt werden, wie Klient*innen ohne Behinderung. Die Beschwerden sollen ernst genommen werden, ohne sie zu bemitleiden. Hektik und Stress sollten vermieden werden, da Menschen mit geistiger Behinderung oft schlecht damit umgehen können.

Diese Personengruppe zeigt oft ungewohnte Reaktionen. Sie können sich aus bestimmten Perspektiven weniger angepasst verhalten, anders als andere Menschen es gewohnt sind. Die Fähigkeit zur Einordnung ironischer und abstrakter Sprache ist eingeschränkt. Menschen mit geistiger Behinderung meinen in der Regel, was sie sagen und bringen ihre Emotionen oftmals offen zum Ausdruck. Durch unterschiedliche Formen des emotionalen Ausdrucks können kommunikative Barrieren entstehen, wenn sie von Therapeut*innen nicht richtig eingeordent oder verstanden werden. Dies sollte berücksichtigt werden.

Literatur

1. Elzer M (2019). Angewandte Kommunikation in der Physiotherapie: ein Kurzlehrbuch mit Praxisbeispielen. 1. Auflage. KVM – Der Medizinverlag.
2. Reindl B (2019). Wie sage ich es einfach? (Power Point Präsentation). Interne Schulung. Capito Lehrgang Leicht Lesen. Berlin. Internes Dokument.
3. Gross S (2023). Leichte Sprache. Grundlagen und Anleitung für eine Barrierefreie Kommunikation. 1. Auflage. Hogrefe Verlag, Bern.
4. American Speech-Language-Hearing Association (2026). Communication Access. Better Health Starts with Effective Communication. https://www.asha.org/practice/communication-access/ Zugriff 19.02.2026.
5. Toibin M, Pender M, Cusack T (2017). The effect of a healthcare communication intervention – ask me 3; on health literacy and participation in patients attending physiotherapy. European Journal of Physiotherapy, 19(sup1), 12–14. https://doi.org/10.1080/21679169.2017.1381318. Zugriff 04.02.2026.
6. Schmidt-Kaehler S, Vogt D, Berens E-M, Horn A, Schaeffer D (2017). Gesundheitskompetenz – verständlich informieren und beraten: Material- und Methodensammlung zur Verbraucher- und Patientenberatung für Zielgruppen mit geringer Gesundheitskompetenz. Bielefeld: Universität Bielefeld, Fakultät für Gesundheitswissenschaften. https://pub.uni-bielefeld.de/download/2908199/2909623/mms_gesundheitskompetenz_lq_170321.pdf. Zugriff 04.02.2026.
7. Gesundheitskompetenz-Kompass (GEKOKO) (o. J.). Ask me 3. Drei Fragen für Patienten. https://gekoko.de/gesundheitswesen/methoden/methoden-detailansicht/ask-me-3-drei-fragen-fuer-patienten. Zugriff 04.02.2026.

8. Schmotzer C et al. (2023): ÖPGK-Toolbox Gesundheitskompetenz. Aktualisierte Version 2.0. Gesundheit Österreich und Österreichische Plattform Gesundheitskompetenz (ÖPGK), Wien. https://oepgk.at/website2023/wp-content/uploads/2023/08/opgk-toolboxgk-v20.pdf. Zugriff 29.12.2025.
9. Institute for health care improvement (2026). Ask Me 3: Good Questions for Your Good Health. https://www.ihi.org/library/tools/ask-me-3-good-questions-your-good-health. Zugriff 04.02.2026.
10. Österreichische Plattform Gesundheitskompetenz (o. J.). Bürger- und Patientenempowerment. 3 Fragen für meine Gesundheit. https://oepgk.at/schwerpunkte/buerger-und-patientenempowerment/3-fragen-fuer-meine-gesundheit/. Zugriff 04.02.2026.
11. Talevski J, Wong Shee A, Rasmussen B, Kemp G, Beauchamp A (2020). Teach-back: A systematic review of implementation and impacts. PLoS ONE 15(4): e0231350. https://doi.org/10.1371/journal.pone.0231350.
12. Yen P H, Leasure A R (2019). Use and Effectiveness of the Teach-Back Method in Patient Education and Health Outcomes. Fed Pract. Jun;36(6):284–289. https://pubmed.ncbi.nlm.nih.gov/31258322/. Zugriff 04.02.2026.
13. The Health Literacy Place (o. J.). Teach Back. https://www.healthliteracyplace.org.uk/toolkit/techniques/teach-back/. Zugriff 04.02.2026.
14. Anderson K M, Leister S, De Rego R (2020). The 5Ts for Teach Back: An Operational Definition for Teach-Back Training. Health Lit Res Pract. 2020 Apr 9;4(2):e94–e103. https://doi.org/10.3928/24748307-20200318-01.
15. Cranberra Health Literacy Hub (o. J.). Chunk and Check. https://cbrhl.org.au/health-services-providers/communicating-with-consumers/chunk-and-check/. Zugriff 04.02.2026.
16. Teach Back (2018). Learn about teach back. https://teachback.org/learn-about-teach-back/. Zugriff 04.02.2026.
17. Special Olympics Deutschland (2026). Prävention und Gesundheitsförderung für Menschen mit geistiger Behinderung. https://specialolympics.de/informieren/gesundheit. Zugriff 05.02.2026.
18. Bundesministerium für Arbeit und Soziales (Hrsg.) (2021). Dritter Teilhabebericht der Bundesregierung über die Lebenslagen von Menschen mit Beeinträchtigungen. Teilhabe – Beeinträchtigung – Behinderung. https://www.bmas.de/SharedDocs/Downloads/DE/Publikationen/a125-21-teilhabebericht.pdf?__blob=publicationFile&v=7. Zugriff 05.02.2026.
19. Special Olympics Deutschland (2022). Tipps zum Umgang mit Menschen mit geistiger und mehrfacher Behinderung. Internes Dokument.

Was Sie aus diesem *essential* mitnehmen können

- Anwendungsmöglichkeiten der Leichten Sprache und Einfachen Sprache im therapeutischen Kontext
- Gesprächstechniken für eine bessere Therapieumsetzung und Ansätze, um durch geeignete Kommunikation die Gesundheitskompetenz von Klient*innen zu stärken
- Strategien zum Umgang mit kommunikativen Barrieren im Berufsalltag
- Bedeutung effektiver Kommunikation als zentraler Aspekt für die therapeutische Beziehung und als Grundlage für eine bessere Gesundheit
- Anregungen, wie insbesondere Menschen in komplexen Lebenslagen im Therapiegespräch erreicht werden können

I. Olmos, *Leicht verständliche Sprache in der Physio- und Ergotherapie*, essentials, https://doi.org/10.1007/978-3-662-74200-6

Weiterführende Links

Die Angaben sind eine Auswahl und erheben keinen Anspruch auf Vollständigkeit.

- **Webseiten mit evidenzbasierten Gesundheitsinformationen in Leichter Sprache**
  - Special Olympics Deutschland e. V. (Informationen zu diversen Gesundheitsthemen von unterschiedlichen Anbietern gebündelt an einem Ort)
    https://gesundheit-leicht-verstehen.de/
  - Krebsinformationsdienst des Deutschen Krebsforschungszentrums
    https://www.krebsinformationsdienst.de/leichte-sprache
  - Gemeinsamer Bundesausschuss
    https://www.g-ba.de/leichte-sprache/uebersicht/merkblaetter/
  - pro familia Deutsche Gesellschaft für Familienplanung, Sexualpädagogik und Sexualberatung e. V. Bundesverband
    https://www.profamilia.de/leichte-sprache
  - Deutsche Hauptstelle für Suchtfragen e. V.
    https://www.dhs.de/infomaterial/page1/?tx_wwbestell_fe1%5Bf5%5D%5B0%5D=4&cHash=5c7e6112d0dfc26b3410f0e22eccc2ce#page-content
  - Deutsche Gesellschaft für Ernährung e. V.
    https://www.dge.de/leichte-sprache/
- **Webseiten mit evidenzbasierten Gesundheitsinformationen in Einfacher Sprache**
  - Cochrane Kompakt
    https://www.cochrane.org/de/evidence

I. Olmos, *Leicht verständliche Sprache in der Physio- und Ergotherapie*, essentials, https://doi.org/10.1007/978-3-662-74200-6

  - Apotheken Umschau
    https://www.apotheken-umschau.de/einfache-sprache/
- **Wörterbücher für Leichte Sprache zu verschiedenen Themen**
  - Hurraki – Wörterbuch in Leichter Sprache
    https://hurraki.de/wiki/Hauptseite
  - Lebenshilfe Wörterbuch
    https://www.lebenshilfe.de/woerterbuch/
  - Special Olympics Deutschland e. V.
    https://gesundheit-leicht-verstehen.de/woerterbuch/
- **Webseminar und Fortbildungen zu Leichte und/oder Einfache Sprache**
  - Deutsches Netzwerk Gesundheitskompetenz e. V. (bietet etwa ein bis zwei Mal im Jahr kostenlose Webseminar mit gezielten Fragestellungen in Bezug auf Leichte und Einfache Sprache im Gesundheitsbereich an)
    https://dngk.de/barrierefreie-gesundheitskommunikation/
  - Workshops und Fortbildungen bei capito
    https://www.capito.eu/
  - Fortbildungen bei Netzwerk Leichte Sprache
    https://www.netzwerk-leichte-sprache.de/ls/termine
  - Lebenshilfe Bildung gGmbH
    https://www.lebenshilfe-berlin.de/bildung/fortbildungstermine/termine/Leichte-Sprache.php
  - REHADAT
    https://www.rehadat-seminaranbieter.de/online-seminare/leichte-sprache/
- **DIN SPEC 33429 „Empfehlungen für Deutsche Leichte Sprache"** https://www.dinmedia.de/de/technische-regel/din-spec-33429/387728031
- **Regelwerke für Leichte Sprache**
  - Bundesministerium für Arbeit und Soziales
    Heft 1: Leichte Sprache – Ein Ratgeber zu den Regeln von Leichter Sprache
    https://www.bmas.de/DE/Service/Publikationen/Broschueren/a752l-1-ratgeber-zu-den-regeln-von-leichter-sprache.html
    Heft 2: Leichte Sprache – Ein Ratgeber zur Arbeit mit Leichter Sprache
    https://www.bmas.de/DE/Service/Publikationen/Broschueren/a752l-2-ratgeber-zur-arbeit-mit-leichter-sprache.html
- **Dienstleister für Leichte/Einfache Sprache**
  - Barrierefrei informieren und kommunizieren – für alle
    https://bik-fuer-alle.de/agenturen-fuer-leichte-sprache.html
  - Was hab' ich? (ist ein gemeinnütziges Unternehmen, das medizinische Informationen in verständlicher Sprache aufbereitet. Dazu gehört unter ande-

rem die kostenlose Übersetzung von Befunden sowie Angebote zur Stärkung der verständlichen Kommunikation im Gesundheitswesen.)
https://washabich.de/

- **Podcast in Leichter/Einfacher Sprache zum Reinhören**
  - Landeszentrale für politische Bildung Baden-Württemberg
    https://www.lpb-bw.de/leichte-sprache-podcast
  - Lebenshilfe Berlin, Einfach Hören
    https://www.leichte-sprache.berlin/leichte-sprache/einfach-hoeren/
- **Nachrichten in Leichter/Einfacher Sprache zum Reinhören**
  - Deutschlandfunk Nachrichtenleicht
    https://www.nachrichtenleicht.de/
  - Tagesschau in Einfacher Sprache
    https://www.tagesschau.de/tagesschau_in_einfacher_sprache
- **Mehrsprachige Gesundheitsinformationen**
  - Bundesministerium für Gesundheit. Migration und Gesundheit
    https://www.migration-gesundheit.bund.de/de/startseite
  - Bundesministerium für Gesundheit. Mehrsprachiger Wegweiser durch das deutsche Gesundheitswesen
    https://www.gesundheit-mehrsprachig.de/
  - Bundesinstitut für Öffentliche Gesundheit
    https://shop.bioeg.de/
  - Landesamt für Gesundheit und Arbeitsschutz NRW
    https://www.lzg.nrw.de/fremdspr_infos/index.html
  - Robert Koch Institut. Impfkalender Mehrsprachig
    RKI – Impfkalender
- **Förderung der Gesundheitskompetenz**
  - Gesundheitskompetenz. Verständlich informieren und beraten
    https://www.uni-bielefeld.de/fakultaeten/gesundheitswissenschaften/ag/ag6/downloads/Material-_und_Methodensammlung.pdf
  - Toolbox – Gesundheitskompetenz
    https://oepgk.at/toolbox-gesundheitskompetenz/

FSC
www.fsc.org
MIX
Papier | Fördert gute Waldnutzung
FSC® C083411

Kolibri 360 GmbH
Ferdinand-Jühlke-Straße 7
99095 Erfurt, Deutschland
produktsicherheit@kolibri360.de